PROFESSOR UNIVERSITÁRIO
APRIMORANDO O DESEMPENHO

PROFESSOR UNIVERSITÁRIO
APRIMORANDO O DESEMPENHO

Miguel Carlos Madeira

Sarvier, 1ª edição, 2011

Produção Gráfica/Capa
CLR Balieiro Editores Ltda.

Impressão/Acabamento
Bartira Gráfica e Editora

Direitos Reservados
Nenhuma parte pode ser duplicada ou
reproduzida sem expressa autorização do Editor

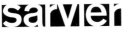

Sarvier Editora de Livros Médicos Ltda.
Rua dos Chanés 320 – Indianópolis
04087-031 – São Paulo – Brasil
Telefax (11) 5093-6966
sarvier@uol.com.br
www.sarvier.com.br

Dados Internacionais de Catalogação na Publicação (CIP)
(Câmara Brasileira do Livro, SP, Brasil)

Madeira, Miguel Carlos
    Professor universitário – aprimorando
o desempenho / Miguel Carlos Madeira. --
1. ed. -- São Paulo : SARVIER, 2011.

    Bibliografia.
    ISBN 978-85-7378-221-9

    1. Avaliação educacional 2. Educação baseada
na competência 3. Ensino superior 4. Métodos de
ensino - Planejamento 5. Professores universitários
- Formação profissional I. Título.

11-05968   CDD-378

Índices para catálogo sistemático:
1. Competência pedagógica : Ensino superior :
    Educação   378

PROFESSOR UNIVERSITÁRIO
APRIMORANDO O DESEMPENHO

MIGUEL CARLOS MADEIRA

Professor Livre-Docente e Professor Titular (Aposentado) da UNESP – Campus de Araçatuba.

Ex-Professor de Anatomia e de Didática Aplicada ao Ensino Superior de Cursos de Pós-Graduação da UNESP (Faculdades de Odontologia dos Campi de Araçatuba e de São José dos Campos e Instituto de Biociências do Campus de Botucatu).

Ex-Professor de Anatomia do UNISALESIANO (Lins), da UNIMEP (Lins), do UNIVAG (Cuiabá), da UNIPAR (Umuarama e Cascavel) e da FUNEC (Santa Fé do Sul).

Professor de Anatomia das Faculdades de Educação Física e Nutrição – UNITOLEDO (Araçatuba).

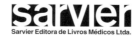
Sarvier Editora de Livros Médicos Ltda.

Introdução

Em 2008, publiquei minha primeira obra voltada para este campo do conhecimento, a Educação: "Sou professor universitário; e agora?" (Editora Sarvier, São Paulo, 2008, 196 páginas). A segunda edição, com 240 páginas, veio à luz em 2010.

Lanço agora novo livro, dentro da mesma linha, para dar continuidade às minhas reflexões e à socialização (ação de tornar-se de todos) das minhas vivências docentes. Se você leu o primeiro livro, possivelmente irá se lembrar das ideias centrais ali expostas e as reconhecerá aqui, evidentemente que em sua essência, mas diversas na expressividade. Isto por que este segundo livro também é caracterizado pela minha própria (e longa) experiência no ensino e por reflexões que tiveram pontos de partida semelhantes aos anteriores. Alguns temas do primeiro retornaram, porém com novo tratamento, isto é, com abordagens totalmente diferentes.

A despeito do seu caráter de continuação, este livro é marcado pelo traço da originalidade e do ineditismo, que configuram o novo.

O interessante (não o incoerente) é que minha primeira linha de trabalho docente e de pesquisa está no setor da Anatomia. Ao ampliar meu espaço de atuação e ingressar nesse campo da Pedagogia, como tantos outros já fizeram, considerei que a educação, tal como a cultura e a ciência, seja uma fonte que pertence e que serve a todos.

Para reforçar esta concepção de que a educação é patrimônio da humanidade, cito palavras do Prof. Moacir Gadotti sobre o legado de Paulo Freire: "não pertence a uma pessoa ou a uma instituição. Pertence a quem precisa dele". Para realçar a opinião, conta trecho do filme *O carteiro e o poeta*, no qual o carteiro se apropriou de um poema de Pablo Neruda para seduzir sua namorada. Pablo questionou o carteiro sobre a autoria do poema e ele respondeu: "a poesia é de quem precisa dela; não pertence ao poeta que a escreveu".

Esse sentimento também me acompanha quando me preparo para esquadrinhar o conteúdo que o homem acumulou para a educação em geral. Nesse repositório, busco educação informal, uma educação continuada que incluiu noções fundamentais de Pedagogia e principalmente de Didática, a arte de ensinar. Isto consente que eu exerça até agora, com certo êxito, o magistério superior. Cheguei até mesmo a lecionar em cursos de pós-graduação a disciplina "Didática aplicada ao ensino superior". Com essa bagagem permito-me não somente praticar a docência, mas também refletir sobre aspectos teórico-metodológicos da educação e redigir textos sobre essas reflexões.

De acordo com essa minha origem na área da saúde e a percepção própria de quem analisa a literatura pedagógica com outra abrangência, julguei que estivesse faltando para o público docente das áreas biológica, da saúde e exatas (não as licenciaturas) publicações em que fossem divulgadas, em linguagem acessível (direta e objetiva), as ideias deste professor análogo. Análogo, igual ou equivalente porque também não tenho educação pedagógica formal e que, apesar da experiência de 49 anos, ainda tenho dificuldades em meu trabalho docente e anseio aprimorá-lo.

Começou a despontar assim o plano desta obra, que convergiu para reflexões específicas, que suscitaram a redação sobre alguns aspectos da profissão, merecedores de atenção, seguidos de sugestões de meios de aprimoramento, úteis para o docente estreante, mas também para o decano.

Agora, com este produto em mãos, ofereço-o especialmente os professores iniciantes, cuja formação tem sido reconhecidamente deficiente, mas julgo, igualmente, que esteja contribuindo para o aperfeiçoamento dos colegas docentes de modo geral.

Para fechar este espaço reflexivo, resumo a seguir o conteúdo do livro, esperando que a leitura seja instigante e que provoque reflexões no público-alvo: professores universitários iniciantes e veteranos, alunos de pós-graduação, professores do ensino fundamental e médio, alunos de graduação e profissionais de nível universitário.

Os assuntos foram divididos em **seis partes**, sendo que a **primeira** se refere à formação docente, aqui tratada como aprimoramento docente do jovem, em suas primeiras etapas, e também o aprimoramento do professor decano. A **segunda** parte tem a ver com planejamento, não apenas do plano de ensino, mas ainda de "belas aulas" e "motivação para aprender". A **terceira** parte trata das características do professor universitário, com ênfase ao seu perfil, seu conceito, tipos, comportamento e relacionamento com colegas e com alunos. A **quarta** parte corresponde a atuação na sala de aula, recomendação do uso diversificado de técnicas didáticas, isoladas ou em associação, e descrição de cada uma delas; termina com considerações sobre "avaliação discente". A **quinta** parte não integra a coluna vertebral da obra, mas complementa os temas centrais com seus enfoques sobre alguns fatores que podem interferir na aprendizagem, como as "relações interpessoais", a "indisciplina" e os "cursos noturnos e seus alunos". A sexta e última parte do livro faz alusão ao ensino do futuro, segundo a antevisão de alguns especialistas e a do próprio autor, começando por descrever, como novos paradigmas, metodologias contemporâneas de ensino, ditas ativas, e continua com reflexões sobre possíveis mudanças futuras e as dificuldades para sua implantação.

Miguel Carlos Madeira
mcmadeir@terra.com.br
madeira@anatomiafacial.com

Índice comentado (o livro resumido)

Primeira parte:
FORMAÇÃO E APRIMORAMENTO DOCENTE

(O primeiro alvo desta parte do livro são os professores em início de carreira e os alunos de pós-graduação. O segundo alvo são os professores mais antigos. O terceiro são os alunos de graduação, principalmente os que são monitores, estagiários e os que fazem iniciação científica, porque são os que mais acompanham o trabalho docente e que acalentam a perspectiva de se tornarem docentes um dia. O quarto são os profissionais de outras áreas não docentes que poderão ler os três primeiros capítulos, e os dois últimos, aplicando-os à sua função profissional).

1. Ética do professor 3

Em muitos textos, os vocábulos ética e moral aparecem juntos, como se fossem indissociáveis. Este capítulo estabelece a diferença entre ambos. Enquanto a moral é regida por normas e regras e indica o comportamento que deve ser considerado bom e mau, a ética procura o fundamento do valor que norteia o comportamento. A adoção de uma vida pautada por valores éticos não ocorre de repente. Pode sim ser uma escolha que vai tomando corpo aos poucos, mas é uma opção que faz parte de um processo educativo dentro do qual o exemplo é o maior móbil.

Na escola, ética é um tema transversal que não pertence a nenhuma disciplina específica, mas atravessa todas elas como se a todas fosse pertinente, porque todas elas se guiam por pressupostos éticos. Ética não se aprende como se aprende alguma coisa. Assim como "ninguém ensina ninguém", também ninguém aprende ética ensinada. O texto discute casos de alunos que cometem pequenas infrações que deveriam submeter-se ao dogmatismo das regras (leis morais), mas que podem também, conforme as circunstâncias, obedecer a decisões guiadas por princípios éticos dentro dos quais o professor fica mais leve para ajuizar sem o jugo da lei. Neste ponto pode entrar a generosidade ou benevolência, que abranda o julgamento da falta. Como há sugestões de se impor um código de ética nas escolas, o assunto é considerado pelo motivo de que, apesar de o código não fazer ninguém ético, chama à atenção para a importância social do seu cumprimento em relação ao modo adequado de comportar-se, pois no ambiente escolar deve haver coerência entre o que se propõe e o que se pratica.

2. Educar-se 10

Verbo pronominal, que vem sempre acompanhado de um pronome oblíquo da mesma pessoa do sujeito. É um verbo ativo porque exprime ação praticada pelo sujeito, diferente de ser educado, um verbo passivo que exprime ação recebida pelo sujeito. Educamo-nos no relacionamento – o crescimento deve ser uma busca compartilhada. Assim como educar-se depende do esforço, da vontade e da reflexão, conscientizar-se também é um processo de elaboração mental e vontade. É comum ouvir dizer que a reflexão leva à conscientização, que é, portanto, um processo intrínseco. Educação e conscientização se confundem no seu significado, seja em correspondência, seja em complementação.

Providenciando, dessa forma, o desenvolvimento da própria educação, a pessoa alcança novos conhecimentos e novas habilidades que deseja e não uma formação convencional, conforme um molde padrão. Faz parte da autoeducação a escolha de viver uma vida no contato e na identificação com o nobre, o intelectual, o erudito. Realmente, "a toda escolha corresponde uma renúncia", porque a mudança, que busca o enriquecimento intelectual, requer comprometimento.

Uma das finalidades da educação é atingir a competência. Perrenoud define bem o que isto significa: "ter competência é saber mobilizar os saberes", o que pode ser completado com: saber fazer com os conhecimentos adquiridos.

A intenção do texto é mostrar que a formação complementar é de livre escolha de cada um. Alguns a rejeitam e passam pela vida com o aprendizado escolar mínimo. Outros se preparam para a vida toda.

3. Competência e competição 15

Entre os competentes em alguma coisa campeia uma disposição íntima de competir entre si. O objetivo é ultrapassar os outros, como se fossem seus adversários. Se alguém estiver pensando em passar à frente, por exemplo, em conhecimento, isto é uma competição tola, além de denotar vaidade. Quando se disputa o conhecimento, ajudando-se mutuamente todos podem atingir os objetivos pretendidos, todos podem ser vencedores e a competência – ou a competição – mostra sua face construtiva.

Os colegas de estudo, de disciplina e outros devem ser aliados e não concorrentes ou adversários e o trabalho em equipe traz melhores resultados do que o trabalho individual, avulso. Por esta razão, este texto insiste nas formas do compartilhamento, movido pela solidariedade, que é imprescindível na pequena sociedade do ambiente acadêmico. Compartilhar significa interagir (repartir, dividir também) e, sem interação nesse ambiente, nada funciona. Competência em latim é *com petere* = buscar junto com os outros.

No Brasil, a competição deveria ser um fator de incentivo para os cientistas acadêmicos, tal como é nos EUA e na Europa. Lá, há competitividade no trabalho para se ganhar mais. Na universidade pública brasileira, os professores com a mesma titulação ganham salários iguais, independentemente da sua produtividade individual. O professor capacitado convive com o incompetente, o esforçado convive com o ineficaz, e todos são remunerados conforme a mesma tabela de pagamento para a mesma titularidade.

Hoje, a noção nova e dilatada de competência abrange algumas qualidades como a idoneidade, a maturidade e a capacidade de se adaptar ao trabalho em grupo. Em outras palavras, é preciso ser competente, ter conhecimento, mas é preciso também ter sabedoria.

4. Professores universitários em início de carreira 19

Passado pelo crivo do concurso, o professor estreante é contratado e inicia seu trabalho em uma universidade/faculdade pública ou privada. Na pública, devido à valorização da pesquisa em detrimento do ensino, a preferência na admissão é por um professor-pesquisador, com qualificação científica. A razão disso é que a pesquisa é prioritariamente computada nas avaliações dos cursos, sejam eles de graduação ou de pós-graduação. Avaliação institucional não tem contemplado as atividades de ensino – as faculdades, que eram centros de ensino, passaram a ser "centros de produção".

As faculdades particulares admitem docentes geralmente por convite ou indicação. Uma vez admitido, o novo docente passa a se dedicar ao ensino, geralmente como horista. Como promovem pouca pesquisa ou quase nada, o que se vê é a dedicação do professor à docência.

Todos os novatos, pelo menos os das áreas não pedagógicas, nas instituições públicas ou privadas, enfrentam inúmeros percalços no desempenho da docência, quase sempre por falta de preparo prévio (a maioria não tem formação docente). As escolas deixam o próprio docente resolver sua situação. Algumas adotam, emergencialmente, cursos de formação específica, que servem também para titular o docente e assim beneficiar a própria escola. Outras poucas criam serviços de atendimento pedagógico ao corpo docente.

Por óbvio, há a necessidade permanente de aprimoramento docente ou recapacitação para todos os professores, mesmo os decanos, que também precisam se manter profissionais atualizados. A regra é para todos: "fazer bem o que se está fazendo mal... fazer melhor o que se está fazendo bem... fazer o que não se está fazendo e fazê-lo bem".

5. Formação docente informal: cursos de curta duração, residência pedagógica, bolsa de ensino e grupos de apoio mútuo 24

Tal como o anterior, este capítulo é dirigido principalmente para o professor novato, que encontra dificuldades técnicas no exercício da profissão. A não ser nas licenciaturas, os cursos de graduação não contam com disciplinas de cunho pedagógico. Nos cursos de pós-graduação essas disciplinas são insuficientes. Algo precisa ser feito para ajudar o professor, mas este deve estar atento e aberto para mudanças em seu trabalho, visando à produtividade e à excelência. Mostrar disposição para planejar mudanças em seu trabalho, corresponde ao início de um processo de amadurecimento e crescimento do próprio professor, aquele que preza o que faz. Algumas alternativas são aqui sugeridas.

A institucionalização de uma "residência pedagógica", tal como o que já ocorre com a carreira médica e também com a odontológica, é uma ideia a ser pensada com seriedade. A residência pedagógica iria requerer um centro de ótimo ensino ("centro irradiador"), com bom corpo docente, possivelmente reforçado por especialistas em educação. Dois ou mais cursos poderiam unir-se para chegar às melhores condições.

Para melhorar ainda, essas instituições de elevado nível de ensino deveriam manter "núcleos de apoio pedagógico" ou "centros de atendimento ao ensino", como são chamados. As faculdades de origem dos docentes em formação devem facilitar o deslocamento do docente para a cidade em que a programação fosse cumprida e de conceder-lhe uma "bolsa de docência" ou "bolsa de ensino". Há ainda possibilidade de as pessoas se unirem e formarem grupos de cooperação mútua para estudo e debater ensino de maneira interativa. Exemplos são dados.

6. Projeto de melhoria da prática pedagógica, subsidiado por entidades de classe 29

As associações de classe e sociedades representativas de profissões e especialidades almejam um ensino de boa qualidade em suas áreas. Se além de almejar dispõe-se a fomentar, disponibilizando assistência pedagógica aos docentes, logo teremos programas que visem ao crescimento qualitativo técnico-pedagógico do professor e também à melhoria do ensino como um todo.

Este capítulo é destinado a propor um projeto que contenha um conjunto de atividades, que ofereça meios para o aprimoramento docente. Em síntese, o projeto é o seguinte. Depois de detectar o que vai bem e o que não vai bem no ensino de uma especialidade profissional, uma equipe seria constituída para atuar com propostas de cunho didático-pedagógico, a ocupar a maior parte de seu tempo com seminários sobre o trabalho docente. Outro grupo da equipe abordaria o ensino técnico da prática (psicomotor), com propostas pedagógicas úteis e até certo ponto inovadoras, sem deixar de lado também o aspecto afetivo. A contribuição, neste caso, seria a de alertar para a possível diversidade de ações docentes, apresentar algumas delas de acordo com o desejo ou com as necessidades dos envolvidos, oferecer fundamentações pedagógicas teóricas, recorrer à exemplificação e executar na prática.

Ainda que os próprios associados da entidade possam dar conta do recado, é recomendável que este trabalho receba a assessoria de pedagogos, os profissionais especialistas em Educação.

A implementação da proposta deverá acontecer após dez fases organizacionais, que são descritas no texto.

A complementação deste trabalho poderá ser o incentivo à formação de grupos de cooperação mútua para estudo e treinamento em didática (sob a supervisão da entidade ou não).

7. Razões para o aprimoramento pedagógico 34

Este capítulo, tal como os três anteriores e o próximo, é dirigido especialmente aos professores iniciantes.

Há muitas razões para se buscar constante melhoria do trabalho docente, a ponto de se tornar um bom professor e ser chamado assim. Ser respeitado pelo que faz; ser reconhecido pelo *status* de bom professor, ganhando com isto admiração da sociedade e, particularmente, dos colegas e alunos, para os quais será um bom exemplo. O mesmo sentimento reina na própria família, que lhe dedica (ou passa a dedicar) respeito e orgulho. Além disso, ao sentir-se valorizado e com sua autoestima aumentada, fica em paz consigo mesmo, o que lhe proporciona uma sensação agradável do dever cumprido.

Por outro lado, pode haver também desvantagens, tais como despertar inveja nos colegas e ser alvo de pensamentos contrários e até de tramas destruidoras. Ser muito elogiado pode gerar dependência ao elogio, a ponto de deflagrar uma reação negativa quando esse tipo de recompensa ou atenção não acontece. A autoestima também pode gerar dependência e pode ser o início da instalação de uma forma de orgulho que nada tem a ver com a forma positiva de brio ou amor-próprio, mas com a forma negativa de vaidade (e vaidade é o começo de queda).

O bom professor precisa estar atento em relação às suas atitudes. Se por um lado ele é admirado e respeitado, por outro, é sempre vigiado. Qualquer deslize será sempre notado.

Impedir que os prejuízos acima citados o alcance deve ser uma de suas preocupações. Consegue-se isso com boa relação com os colegas, que inclua grande transparência nas atitudes, disposição de colaboração e ajuda e de trabalho conjunto. Esta inflexível aspiração de valorizar o sentido de coletividade desestimula os sentimentos de inveja e de ciúme.

8. O bom professor que você é ou gostaria de ser 37

Imaginemos aquele que tem a meta de tornar-se professor universitário; precisa assumir a ideia e revelar aos outros. Desejar sem declarar não é o melhor, pois não há o que esconder. Ora, se lhe disserem que sua pretensão é absurda, isso servirá para buscar as causas do equívoco e repensar a ideia. É mais provável que não o contradigam e o apóiem. E esse primeiro apoio será um *feedback* fundamental. Então, é isso: aproveitar bem as oportunidades que por certo ocorrerão e lhe farão crescer. Chegar lá por seus méritos e nunca por favores decorrentes de bajulação.

Agora você, imaginemos que já esteja se iniciando na carreira docente, o que me ocorre dizer é que, ao escolher os valores e ideais que nortearão sua vida, leve em consideração o valor solidariedade ou o convívio solidário com os colegas. Uma digna escolha que lhe permitirá viver bem em grupo, trabalhar em equipe, ser ajudado porque costumará ajudar, ser valorizado como pessoa e ganhar respeito como colega.

Ao construir seu caminho e desenvolver suas habilidades na docência, o professor estreante deve apoiar-se na autorreflexão, antes da tomada das decisões. Nunca se omitir e opinar sempre com base em sua crença e seus valores, escolhidos por reflexão e não apaixonadamente como se escolhe um time para torcer. Ser autêntico e fiel a seus princípios e dar contínuos exemplos educativos de atitudes éticas confirmam os bons valores que escolheu para modelo de vida. O bom professor não se preocupa apenas com o lado técnico-pedagógico. Conhecer bem e ensinar com clareza o conteúdo não basta. É imperioso estabelecer na sala de aula uma atmosfera socioemocional cheia de humanismo para se exercer um ensino favorável à aprendizagem.

SEGUNDA PARTE: PLANEJAMENTO EDUCACIONAL

(O primeiro alvo desta parte continua a ser o aluno de pós-graduação e o professor em início de carreira. Os demais são os outros professores e alunos de graduação que, certamente, irão se interessar bastante pelo terceiro capítulo. Esta segunda parte refere-se ao plano de ensino de modo geral e também ao planejamento específico de "belas aulas" e de ações de estímulo e sensibilização para propulsar a "motivação").

9. O plano de ensino da disciplina 43

O plano de ensino prevê todas as atividades a serem realizadas pela disciplina durante o ano e serve como um roteiro para professores e alunos no desenvolvimento dessas atividades. Necessita, por conseguinte, ser real e conter a previsão do desenvolvimento do conteúdo e seus objetivos.

Deve ser construído de conformidade com o projeto pedagógico da instituição, que inclui seus grandes objetivos. Sua elaboração é providenciada pelo professor responsável ou, de preferência, pelo conjunto dos professores da disciplina. São os seguintes os elementos de um plano de ensino.

1. Identificação dos objetivos da disciplina, articulados com os objetivos do curso, com destaque para os objetivos essenciais ou conhecimentos mínimos necessários e indispensáveis. Alguns professores (eu entre eles) dão alta prioridade aos chamados objetivos essenciais, que correspondem ao núcleo duro do conteúdo ou ao mínimo indispensável para a aprovação dos alunos. 2. Seleção do conteúdo organizada em uma sequência lógica, do geral para o particular, com conexão entre suas partes; um cronograma de aulas pode fazer parte deste item. 3. Composição da ementa, que significa resumo, lembrança, descrição sucinta da disciplina. 4. Metodologia (estratégias e técnicas de ensino): após ter sido decidido para que ensinar e o que ensinar, o próximo passo é programar como ensinar. 5. Avaliação (ou critérios de avaliação), que é avaliação discente ou avaliação do rendimento escolar, dividida em avaliações formativas e somativas. 6. Bibliografia (básica e complementar).

O texto discute ainda a maneira como o professor iniciante encara a elaboração de um plano de ensino e as dificuldades que encontra. Discute também a avaliação necessária do plano de ensino, ao final do período de aulas.

10. Belas aulas 48

O professor iniciante não dá prioridade em transformar suas aulas modestas em outras verdadeiramente belas e atraentes. Sua principal preocupação é com o domínio do conteúdo e com suas habilidades pedagógicas. Mas, passado algum tempo, ele percebe que a beleza e o entusiasmo, como propriedades da aula, têm a ver com eficiência porque tornam o assunto mais bem aproveitado. Dar vivacidade à aula auxilia a compreensão do que é conveniente e proveitoso.

Alegria e beleza são predicados que prenunciam aulas entusiásticas. A introdução dessas variáveis que transformam a simples aula em bela aula deve obedecer a um plano e não à simples improvisação, a qual demonstra amadorismo e pode trazer surpresas desagradáveis.

O entusiasmo do professor significa bem-estar, júbilo, satisfação com o trabalho e contagia os alunos. Passa a ser um processo de incitação. Não há melhor alento para animar a aula e gerar a participação do aluno.

Aquele que quer introduzir beleza e alegria em suas aulas precisa estar atento para não transformá-las em um *show* pirotécnico, cheias de "enfeites", como se fosse uma brincadeira. Enfeitar a aula com truques de animação, de retórica e de pretenso entusiasmo não ajuda a tarefa de aprender.

Maneiras de agir para deixar o tema da aula mais interessante fazem parte do texto. Uma delas é o assunto beleza *da* sala de aula e outra é a introdução de casos ou narrativas dentro da aula, para ajudar na compreensão.

11. Motivação para aprender 53

O professor não motiva diretamente o aluno porque motivação é um fenômeno psicológico, intrínseco. O que o professor pode fazer é incentivar o aluno, despertando e polarizando sua atenção e seu interesse, isto é, sensibilizando-o e esperando que haja ressonância em seu interior. A diferença é esta: motivação é um estímulo interno, um fato interior a partir do próprio aluno e incentivo é um estímulo externo, que provém do professor, polarizando a atenção e o interesse do aluno (a reação se dá dentro dele). Se não houver esse significado, o aluno não tem sua inteligência desafiada e perde a curiosidade. Só estuda e conhece o que lhe atrai e lhe prende a atenção. De fato, vemos por nós que aprendemos mais e melhor quando o novo conhecimento nos atinge pelo interesse e pela importância.

É fato que em todas as aulas o professor deve criar um ambiente motivador para que o aluno fique estimulado para entender e estudar o assunto. Significa isto criar condições para que mudanças ocorram sempre e progressivamente. Na realidade, o professor que se comunica bem, explica bem, sai da rotina e cria situações de aprendizagem pode ser considerado um professor motivador. Outros fatores básicos que induzem à motivação são o entusiasmo, o bom-humor, a boa relação professor-aluno.

Nada a ver com ações exteriores supostamente motivantes, como brincadeiras, piadas e coreografias, mas com a combinação de elementos sérios que resultem em aprendizagem e com a mudança constante de estratégias de ensino ou maneiras de ensinar.

O texto é encerrado com considerações sobre as disciplinas básicas (menos atraentes para muitos) e as disciplinas profissionalizantes, estas últimas automotivadoras.

Terceira parte:
CARACTERÍSTICAS DO PROFESSOR UNIVERSITÁRIO

(Os textos que vêm a seguir dizem respeito ao perfil do professor universitário. São enfocados seu comportamento, seu desempenho, detalhes sugeridos para sua atuação, o convívio com os colegas e a descrição de uma variedade de tipos humanos e suas personalidades. Assuntos de interesse de todos os professores, mas também de outros profissionais).

12. Nossos colegas professores universitários 61

A despeito de este capítulo referir-se ao professor universitário, os professores de todos os níveis de ensino, com essa denominação comum de professor, constituem uma classe única. Por isso mesmo, o de educação básica da escola pública, cujo conceito não é dos melhores segundo a opinião pública, influencia o conceito de educação superior. Professor é a designação única que define o cidadão que ensina em qualquer que seja a escola.

Apesar de os dados do Enade mostrarem uma condição desabonadora de muitas faculdades, e sabendo que o trabalho docente é o que mais contribui para isso, o professor do ensino superior não se encontra em uma situação tão desconfortável assim.

Seu trabalho é mais bem avaliado (seu perfil tem um contorno melhor que o do professor não universitário). Resultados de uma enquete feita com 275 alunos de alguns cursos da área da saúde mostraram elementos que surpreenderam positivamente. A intenção foi reunir peculiaridades tais como o gosto e a dedicação ao trabalho, o entusiasmo e a ética no desempenho dele, a preocupação com o crescimento pessoal, a cultura e sabedoria e a qualidade técnica. Nestes itens, o professor do ensino superior é reconhecido pelas suas virtudes, as de entusiasta, culto, competente e justo. São também, até certo ponto, atenciosos e incentivadores. Nessa mesma enquete há dois itens relacionados com a criatividade e a inovação. Em relação a isso, as respostas dos alunos não apontam para o lado atilado, estrategista e inventivo de seus professores. Somente uma minoria deles demonstrou mudança, criatividade ou práticas inovadoras nas aulas.

13. Atuação, conduta e convívio dos professores
(a ética em questão) 65

Este capítulo é dirigido principalmente aos novos mestres, os professores iniciantes que têm um longo caminho a percorrer até alcançar a maturidade. Todavia, os assuntos aqui tratados também são de interesse dos professores antigos. Modos de ação do professor na sala de aula e fora dela são variados, de acordo com seu estilo, seu caráter, seus costumes. Analisando essas várias maneiras de agir, foram relacionados padrões de comportamento que o autor acha serem recomendáveis e aquilo que pode ser abandonado ou modificado. Os assuntos que mereceram consideração são os seguintes: 1. a especialidade ou área do conhecimento; 2. convívio/relacionamento; 3. o salário; 4. cumprimento do dever; 5. prêmios e distinções; 6. publicações; 7. caça ao talento; 8. acordos e tratos com os alunos, relacionados com a disciplina/indisciplina (normas: o que pode ser permitido, o que deve ser evitado e assim por diante), com a prática de colar (restrições, interditos, punição, o porquê), com o estudo em hora extra (com ou sem a presença do professor, a combinar), objetivos educacionais (quais, por que, selecionar ou não objetivos essenciais ou mínimos indispensáveis), avaliações (conteúdo parcial ou acumulado, tipos de provas, quantas, quando), horários (de entrada, de saída, nos intervalos), bibliografia (biblioteca do departamento, da faculdade, onde encontrar o assunto em estudo, livro adotado) e outras responsabilidades do aluno e do professor que possam ser discutidas com antecedência. Os acordos podem ser renovados, alterados, desfeitos, dependendo da dinâmica das aulas. O capítulo termina com um raciocínio sobre a caça ao talento.

14. Perfil do professor: comportamento e relações no trabalho 71

Quem trabalha ou já trabalhou em várias escolas conhece uma enorme variedade de tipos humanos – físicos e comportamentais. São tantas as personalidades quantos são esses tipos, que mobilizam suas energias intelectuais e emocionais de diferentes modos para se relacionar com as pessoas. Alguns tipos característicos poderiam ser logo definidos, mas o tempo que despendem dentro da universidade é um fator que pode influenciar nos demais tipos. Por isso, foram definidos em primeiro lugar o professor horista e o professor de tempo integral. A partir desses dois tipos, foram identificadas formas de comportamento dos professores, que permitiram a classificação e conceituação de cinco tipos, que são: 1. Professor individualista. 2. Professor colaborador/cooperativo. 3. Professor burocrata (que respeita incondicionalmente o poder). 4. Professor filiado a pequeno grupo. 5. Professor que resiste à aposentadoria. Os tipos extremos apresentados não costumam existir em sua pureza. No lugar de puros são, no mais das vezes, mistos ou combinados.

No final de contas, a universidade, como se sabe, tem a configuração universalista. Os tipos são muitos e na convivência com eles todos devem ser compreendidos e, até certo ponto, respeitados.

QUARTA PARTE: O ENSINO EM SALA DE AULA

(O primeiro alvo desta parte continua a ser o aluno de pós-graduação e o professor iniciante. O segundo alvo são os professores descontentes com seu ensino ou que querem sair da rotina; terão aqui sugestões metodológicas para renovar sua atuação docente. Os demais são os outros professores, oradores em geral, apresentadores de trabalho e outras pessoas que falam em público).

15. O uso diversificado de técnicas didáticas 79

Um padrão único de aulas, do início ao fim da disciplina, vai na contramão da motivação. É melhor selecionar e aplicar procedimentos de ensino (técnicas, estratégias, atividades, métodos) diversificados para fugir da cansativa repetição.

A variação de técnicas didáticas no decorrer do curso traz os seguintes benefícios: 1. evita a rotina daquelas aulas expositivas de sempre; 2. impede a platitude das aulas sempre iguais; 3. atende às necessidades de todos os alunos que aprendem de formas diferentes e necessitam realizar atividades variadas; 4. adequa-se ao local de trabalho, ao tamanho da classe, ao horário da aula e às características da assistência; 5. obriga o professor a refletir sobre o emprego da técnica e a buscar fundamentação teórica; 6. testa uma série de procedimentos, no meio dos quais encontrará os melhores ou mais adaptados a sua classe de alunos; 7. faz com que o professor passe mais tempo ao lado do aluno, e vice-versa, durante algumas atividades que não sejam aulas expositivas; 8. facilita a cooperação entre os alunos, decorrente de algumas atividades grupais; 9. estimula o interesse e o esforço dos alunos para aprender; 10. mostra que não existe receita mágica única que determine o melhor aprendizado; 11. varia as formas de comunicação com o aluno; 12. aumenta a experiência de aprendizagem do aluno e consente que ele opine sobre o valor das várias estratégias, comparando-as, por que passou a conhecê-las; 13. motiva, renova e dinamiza o ensino, evitando monotonia; 14. obriga o professor a buscar atitudes inovadoras e criativas; 15. por extensão, aponta para a aplicação equilibrada da variabilidade de formas de avaliação, que também traz benefícios.

Concluindo, espera-se e exige-se, no cenário contemporâneo, que o professor amplie seu repertório de métodos de ensino e os empregue em ações diversificadas. A atualidade exige essa capacidade do professor, essa renovação do fazer pedagógico.

16. Aula expositiva 83

A aula expositiva é, incontestavelmente, o modelo mais representativo do ensino tradicional. Para muitos professores, não é, simplesmente, a técnica didática de primeira escolha, mas a única.

Apesar de ser combatida e tachada de técnica pedagógica superada, antediluviana como já foi chamada, resiste bravamente a todas as intenções de mudança que aparecem. Permanece firme como nunca, predominando sobre qualquer outra opção e, até mesmo, assumida como única opção didática por professores cansados e sem motivação. Aula dialógica, que seria uma possibilidade de avanço, é rejeitada: "sai do ritmo, dá trabalho, consome tempo, cria confusão na sala". Aula em combinação com outros procedimentos didáticos como a dinâmica de grupo, o estudo dirigido e outros também é descartada por professores que dizem querer evitar agitação.

Como prova didática de concursos e provas de seleção docente, a aula expositiva geralmente é a única exigida. O mesmo ocorre no exame geral de qualificação da pós-graduação. A apresentação prévia de uma tese no momento da defesa é uma aula expositiva. As comunicações nos congressos são feitas nos moldes de aulas expositivas. Fora do âmbito universitário vemos aulas expositivas por toda parte – no discurso do político, na sustentação oral do advogado, na apresentação de um projeto, na pregação do religioso. Entretanto, o que se espera do professor em sua aula é que ela seja alterada para ser um meio de mobilizar o aluno para obter sua participação. Nada é pior em Pedagogia que uma aula desinteressante dada por um professor desinteressante.

Este texto traz a sugestão para os iniciantes de passar por um processo de treinamento da aula antes que seja proferida. São feitas também recomendações específicas para o aprimoramento das tradicionais aulas expositivas.

17. A palestra (uma modalidade de aula expositiva) 87

Na área da saúde há dois tipos de palestras. Em um deles, o teor é uma síntese de trabalho científico ou um resumo de pesquisas; pode ser também uma coletânea de assuntos do domínio do palestrante ou o que tem de melhor no conhecimento de sua área de estudo. Enfim, isto tudo é chamado tema livre. O outro tipo é uma palestra específica sobre um tema científico ou pesquisa realizada ou o resumo dos resultados dessa pesquisa combinados com o impacto dentro da ciência e os benefícios gerados para a sociedade. Em ambos os casos, o orador pode optar seja por uma apresentação formal, tipo conferência, seja por uma aula livre, leve e descontraída. Depende do assunto e da plateia. De qualquer modo, não pode prescindir de habilidades pedagógicas, incluindo a utilização de recursos tecnológicos para melhor se fazer entender e para evitar a possibilidade de tédio ou indiferença por parte da plateia. Porque mesmo que o assunto seja importante e de interesse imediato, a forma da apresentação pode levar ao cansaço.

É sempre necessário conhecer previamente as condições que serão encontradas: local, recursos disponíveis, horário, tamanho e qualidade da plateia (quem, quantos, o que querem). Com esses dados à mão, são traçados os objetivos, especificadas as estratégias didáticas e selecionados os recursos audiovisuais se for o caso.

Como nada garante que a plateia captou ou que irá por em prática os ensinamentos, é preciso avaliar os efeitos produzidos, a eficácia da comunicação da maneira como a mensagem afetou o receptor e o atingimento dos objetivos propostos.

18. Recursos audiovisuais 92

Espaço reservado para considerações sobre o uso insensato e o uso judicioso da tecnologia educacional. O ensejo de escrever o texto teve origem na postura de professores que acreditam mais na tecnologia de ensino do que na sua própria capacidade de comunicador-educador. A intenção não é propor meios para resolver a questão, mas agitar o assunto e provocar inquietações, a fim de gerar reflexão.

Os dispositivos audiovisuais destinam-se a estender a amplitude normal dos sentidos visão e audição, aumentar a rapidez e a efetividade da aprendizagem específica, mas a explicação do professor tem de causar mais impacto que a projeção. Esse recurso é às vezes mal-empregado ou usado para fins jamais pensados.

Professores apressados reduzem a narração, que deveria ser mais detalhada, "em favor da racionalização e da produtividade pedagógica" para uma plateia quieta. Quieta, silente, acomodada porque fica desestimulada a agir mais ativamente. Outros passam a ser mero leitores de *slides*, um coadjuvante, em vez de criar palavras e imagens em tempo real como quando utiliza (bem) o quadro, como personagem central.

Usar o recurso indiscriminadamente ou porque é moda não deveria acontecer. Deveria ser moda isso sim o professor cuidar de si, preparar-se melhor, treinar para se comunicar melhor, tornar-se capaz de envolver o auditório nas suas apresentações.

Em relação à utilização de recursos audiovisuais na educação, há um crescente e rápido avanço. Das primeiras apresentações em *power point*, do tele-ensino, cursos à distância e videoconferências, aos dias de hoje, a velocidade do avanço é enorme.

19. Aula expositiva associada a outras técnicas didáticas 96

Uma das maneiras de se evitar o excesso de aulas expositivas puras e diminuir o tempo destinado a elas é associá-las a uma ou duas outras atividades. Modalidades de ensino que podem ser, de uma maneira ou de outra, agregadas a aulas expositivas são propostas a seguir.

Aula expositiva + Aula de laboratório – é preferível diminuir o tempo em sala de aula e aumentar o de laboratório, onde o aluno pode trabalhar por conta própria e em seu ritmo, de acordo com sua habilidade, interesse, necessidade e aptidão.

Tempestade cerebral + Aula expositiva – tanto pode ser nesta ordem, quanto na ordem aula expositiva + tempestade cerebral, também chamada explosão de ideias.

Aula expositiva + Dinâmica de grupo – da mesma forma, a dinâmica de grupo pode entrar antes ou depois da aula expositiva. Imaginemos que o início da aula seja a apresentação de um caso ou de uma grande pergunta. Esse começo terá uma força indutiva porque o caso ou a pergunta irão deflagrar conjecturas.

Aula expositiva + Estudo dirigido – no caso da combinação da aula expositiva com métodos de trabalho independente, cabem aqui as mesmas recomendações já feitas sobre aulas curtas, dinâmicas, exemplificadas.

Aula expositiva + SPI – o SPI (sistema personalizado de instrução) é também um método de trabalho independente, por que ele recebe instruções escritas para realizar um estudo individual e na própria cadência do estudante.

Seminário + Desempenho de papéis (dramatização) – apresentar um tema por meio do seminário escolar é algo comum no ensino superior. Mas acrescentar a técnica da dramatização, um teatro com personagens e papéis variados, é uma associação que vale a pena tentar em sala de aula.

Aula expositiva + Estudo de caso – a aula tem sido aqui recomendada como uma exposição oral que geralmente precede outra atividade. Ela é útil nessa combinação porque serve de "arrumação", de explicação do tema a ser desenvolvido.

Aula expositiva + Ensino com pesquisa – a aula expositiva pode ser introdutória, contextualizante e esclarecedora quanto ao trabalho a ser realizado. O papel do professor será o de orientar a fazer a pesquisa, desde o começo até o fim, incluindo aí o relatório final.

20. **Descrição abrevidada de cada técnica didática** 101

Tempestade cerebral (explosão de ideias) – o autor descreve a técnica e explica que pode ser adaptada ao estilo do professor. Devido a sua versatilidade, podem-se criar muitas variantes. Normalmente, reina muita espontaneidade e animação no desenvolvimento da técnica. O ambiente animado favorece a aprendizagem porque obtém a participação e faz pensar.

Dinâmica de grupo – as técnicas de grupo que o autor menciona são divididas como sendo de "esquentamento" (Discussão 66 e da pergunta circular), de criatividade (GV-GO e elaboração progressiva) e de aprofundamento (técnica dos intergrupos) e faz uma descrição sucinta de cada uma.

Estudo dirigido – é um meio de estudo que complementa as aulas ou explicações com roteiros preparados de antemão. A técnica prevê exercícios de investigação a fundo dos temas já tratados. Sua versatilidade permite variações em seu uso, que tanto pode ser dentro quanto fora da sala de aula.

Sistema personalizado de instrução (SPI) – O SPI é uma técnica em que o aluno desenvolve o estudo no seu próprio ritmo de progresso. O professor garante atendimento individualizado durante o programa de estudo. Apesar de ser considerada uma técnica individual, aqui foi considerada coletiva porque recebeu uma adaptação feita pelo autor.

Desempenho de papéis (dramatização) – trata-se de uma teatralização, técnica bastante dinâmica em que há uma cena com personagens reproduzindo uma situação previamente combinada, conjugada com os objetivos que se deseja atingir. O encerramento da encenação enseja uma discussão que é praticada para se tirar conclusões.

Seminário – os alunos recebem um tema, preparam-no e expõem o trabalho realizado, em sala de aula. É uma técnica versátil que possibilita variantes. O verdadeiro escopo do seminário é realizar uma ação conjunta de professor e alunos para desenvolver um trabalho (coletivo) de pesquisa, com coleta de dados, sua organização e análise, para se chegar às conclusões.

Ensino pela pesquisa – o estudo com pesquisa é iniciado na sala de aula, com fontes diversificadas de informação, como revistas, livros, fotos, filmes, com trocas de ideias com os colegas e com o professor. Este acompanha todo o processo como um mediador. O aluno pensa e trabalha por conta própria, aprendendo assim a ganhar autonomia.

21. A aula prática 108

Abordagens sobre o trabalho psicomotor básico, dos primeiros anos, e aplicado, da fase profissionalizante, dos cursos biológicos e da saúde não têm comparecido em publicações de cunho pedagógico. Este capítulo trata, especificamente, da chamada aula prática, dando ênfase a: 1º) interdependência da teoria e da prática – obviamente, uma depende da outra; nos cursos da área da saúde costumam ser bem integradas; 2º) prática refletida – questionar a prática, desvendar seus vazios, e a díade atualização e envelhecimento para propor novas alternativas de renovar a aula quanto a seu conteúdo e à ação docente; 3º) posição de mediador vivenciada pelo professor, em que se aproxima do aluno para dar-lhe orientação e não instrução específica sobre a situação-problema, a pesquisa, a construção, que são manejadas pelo aluno; 4º) experiência direta dos alunos – investigação por conta própria e incentivo à curiosidade; 5º) depoimentos – episódios ocorridos em laboratórios de anatomia e narrados com base na vivência do autor. A respeito do comportamento de alunos e professores nos laboratórios de aulas práticas ou clínicas, o autor propõe, segundo a experiência pessoal, normas ou recomendações dispostas em 12 itens. Também com base em sua própria experiência, encerra o texto com o assunto estudo extra-horário no laboratório, que tem-se mostrado valioso.

22. Avaliação discente 115

A primeira avaliação deve acontecer no primeiro dia de aula. Por meio dela, explora-se o conhecimento relativo de todos os alunos da classe em relação à disciplina que estão começando a cursar. É a chamada avaliação diagnóstica, também conhecida como pré--avaliação ou pré-teste.

A avaliação formativa é realizada durante o processo ensino-aprendizagem, para dar *feedback* tanto ao aluno quanto ao professor. Este recebe informações de como está conduzindo seu trabalho, corrige falhas, esclarece dúvidas e estimula os alunos a melhorarem sempre. Os alunos recebem constantemente sinalizações sobre o andamento do estudo e de seu progresso. É esta a avaliação formativa que permite mudar de rumo no trabalho, permanecer nele ou tomar outras decisões.

A avaliação somativa é aquela que é aplicada no fim de uma unidade de ensino ou do período letivo, para aprovar (classificar) ou reprovar o aluno. Corresponde à avaliação do rendimento escolar, a soma de todos os esforços em busca dos objetivos terminais, para saber se o desempenho do aluno coincide com o desempenho exigido deles. As avaliações devem permear todo o semestre letivo em pequenos intervalos, na tentativa de induzir um estudo permanente. Outra modalidade de avaliação sugerida neste capítulo é a classificação por colegas de classe, visto que os alunos se conhecem muito bem, porque geralmente trabalham, estudam e aprendem em grupos, acabam formando um conceito de cada colega.

Avaliação do desempenho do professor não foi prevista para este texto sobre "avaliação discente". Mesmo assim foram feitos comentários conexos.

QUINTA PARTE: FATORES E CONDIÇÕES
QUE INTERFEREM NA APRENDIZAGEM

(As reflexões contidas nesta quinta parte são dedicadas aos atores universitários em geral, mas também podem interessar aos profissionais de outras áreas que cuidam de suas relações pessoais e que se preocupam com grupos noturnos de trabalho e com o comportamento de seus subordinados, abstraindo disso o que possa ser aplicado em sua área).

23. Relações interpessoais na sala de aula (e fora dela) 123

Autores nos alertam que para ser bom professor não basta conhecer bem e ensinar com clareza. É também necessário cuidar do aspecto afetivo da educação, que inclui as relações pessoais. Realmente, o aluno não vai à escola apenas para auferir instrução, mas fica na expectativa de receber atenção, ser ouvido, ter espaço para opinar e conviver num clima de otimismo e alegria. Aguarda uma atividade relacional autêntica com os professores. O saldo do bom relacionamento com os alunos é uma extraordinária condição de aprendizagem e aproveitamento escolar. Com efeito, o relacionamento interpessoal tem facetas que se interpenetram, de tal modo que o professor competente e capaz de ensinar bem o cognitivo não é muito valorizado pelo aluno se não cuida também do aspecto afetivo.

Do outro lado, o professor espera do aluno participação, autenticidade, atenção, camaradagem, enfim uma comunicação autêntica em que ambos se entendam e se beneficiem.

A relação docente-discente pode alterar-se com o passar do tempo. Não raro entra numa espécie de cansaço (muitas vezes motivado pela fadiga e desilusão do professor, que continua seu triste trabalho sem o menor entusiasmo) e se deteriora. Por outro lado, pode evoluir para uma forma de entendimento recíproco cada vez mais rico.

24. Alunos do noturno 127

Os cursos noturnos são indispensáveis e têm seu inegável valor. Beneficiam grande parcela da população estudantil e daí sua importância social. Todos sabem e comentam que há espalhadas por aí instituições fracas, que nunca se preocuparam com a qualidade de ensino e com a formação do profissional. Mas deve ser reconhecido também que há muito bons cursos que boas faculdades oferecem. O autor menciona faculdades particulares de elevado nível educacional, dentre as quais as sete em que trabalhou ou trabalha.

O texto traz uma tentativa de estabelecer características próprias do aluno do noturno, os quais são, em sua maioria, egressos da escola pública (91,3%) e trabalhadores (67,3%). Dormem pouco e alimentam-se mal (62,9% não jantam antes das aulas). A maioria

(70,1%) custeia seu próprio estudo. Estas características dão a entender por que chegam atrasados para a aula, cansados, às vezes com sono e fome. Aborrece e preocupa-lhes a carência de sua preparação no ensino inicial.

Essa experiência estudantil pregressa, na escola pública, e o tempo tomado por trabalho remunerado explicam por que os hábitos de leitura e de estudo e o coeficiente de conhecimento e habilidades intelectuais que trazem do ensino médio são precários. Para confirmar, as notas desses alunos, em uma avaliação diagnóstica em Anatomia no primeiro dia de aula, revelaram a precariedade que se esperava existir, pois a média geral foi de 3,79. Esta bagagem insuficiente dificulta a interpretação de textos e a compreensão do discurso do professor.

25. Comportamento adequado: disciplina em classe 132

Com referência a "alunos indisciplinados", é voz corrente que disciplina também se aprende ou se adquire aprendendo. Todo professor aguarda sinais de transformação nos alunos rebeldes. É uma questão de adaptação do modo de ser de cada um à disciplina na aula e na vida. O professor deve estar ciente de fatores facilitadores ou condições que favorecem a disciplina em aula.

1. Estabelecer, no início das aulas, em discussão com os alunos, regras de conduta ou padrões de comportamento a serem seguidos, para evitar situações conflituosas nas aulas. 2. Manter com a classe um relacionamento tranquilo, marcado pelo respeito, atenção e bom ânimo. 3. Ter autoridade moral, técnica e intelectual que permita bom desempenho pedagógico. Quando a autoridade do professor é aceita, prepondera a reciprocidade e o respeito. 4. Realizar aulas dinâmicas com a oferta de bastante atividade, de preferência atividade desafiadora, com métodos ativos. O propósito é obter concentração e atenção do aluno e manter a classe ocupada, que evita o comportamento inadequado. 5. Diversificar ao máximo as estratégias de ensino. Ensino sempre renovado previne a rotinização. 6. Evitar controlar o aluno para obter disciplina; promover a submissão, nunca.

Ainda dentro do tema indisciplina, o final do capítulo foi reservado para uma abordagem sobre a cola. Colar é uma prática ilícita bastante disseminada, isto é, uma contravenção, condenada pela moral, que deve ser punida. A cola é um terrível mal para a formação das pessoas, não só porque prejudica a aprendizagem, mas também devido aos males morais (desonestidade, "esperteza", cinismo etc.) que ela causa na formação do caráter dos jovens, e mesmo dos professores complacentes. A abordagem termina com uma crônica ilustrativa sobre o ato de colar, para mostrar que linha divisória entre esse hábito e o crime é mais tênue do que possa parecer.

Sexta parte: O ensino universitário do futuro

(Algumas pensatas contidas nesta sexta parte são dedicadas aos professores universitários que estão abertos para aceitarem renovação e modernização de seu ensino. São apresentados novos paradigmas educacionais de maior penetração, seguidos de reflexões sobre sua possível adoção e das dificuldades a serem enfrentadas).

26. Novos paradigmas: metodologias ativas de ensino 141

São costumeiras as opiniões de profissionais sobre a educação dos anos vindouros. São previsões isoladas, reduzidas ao clichê, feitas de uma forma superficial, talvez por estar na moda. Mas existem educadores qualificados com boa vontade para tentar aplicar essas inovações pedagógicas na sua prática, o que nos dá não uma boa expectativa. As metodologias de vanguarda reunidas neste texto são as seguintes.

O ensino pela pesquisa – a reconstrução do conhecimento por meio de elaboração própria ajustada pela pesquisa, na qual o aluno é levado a pensar e aprende a ganhar autonomia. Por ser metodologia dinâmica que requer esforço permanente do professor e do aluno, não tem muitos adeptos. O método é reconhecido e elogiado, mas dificilmente adotado. Mesmo assim, acredita-se que ele começa a surgir no imaginário dos professores e irá se consolidar como instrumento na prática docente no futuro.

Construtivismo – na teoria construtivista a aprendizagem só pode ser realizada pelo próprio aluno, com suas operações mentais. Portanto, ele é sujeito de sua própria aprendizagem. O professor é um mediador neste processo, estimulando a pesquisa e o esforço, em vez de se contentar com a transmissão de soluções já prontas.

E isto pode ser considerado um grande avanço.

Interdisciplinaridade – a ação interdisciplinar prevê a superação da dicotomia teoria-prática, como prevê articulação dos assuntos das várias disciplinas, em uma visão globalizante. O modelo interdisciplinar busca a integração do conhecimento com a interdependência, a interação, a comunicação existente entre as disciplinas.

Estudo de caso – o objetivo é colocar o aluno em contato com uma situação profissional concreta. Ele é levado a fazer uma análise diagnóstica da situação-problema, buscar informações e aplicá-las, integrar teoria e prática, trabalhar em equipe, preparando-se assim para enfrentar questões reais e complexas na vida profissional. Uma forma de metodologia interdisciplinar avançada praticada na área da saúde, mormente em cursos de Medicina, é o PBL, um estudo baseado na resolução de problemas, em que disciplinas que podem estar relacionadas com um problema (caso) se reúnem em situações de ensino e aprendizagem.

27. De frente para o futuro: optar por mudança de paradigma? 148

Os novos paradigmas educacionais vieram para substituir o instrucionismo, que não forja a autonomia porque o aluno depende do professor, cujos conhecimentos só ele tem e repassa. Se o aluno não reconstrói, de dentro para fora, não refaz, não renova de acordo com sua auto-organização, sua busca, sua pesquisa, sua própria interpretação da realidade, ficará sempre dependente, condição esta que se prolonga para além da formatura. A partir dos novos paradigmas de ensino, deverão surgir mudanças condizentes com os tempos modernos.

Mas deverá haver resistências à mudança; não está nos planos de todos a adoção dessas metodologias de ensino mais contemporâneas, para tornar as aulas mais expressivas. Nem mesmo parcialmente, para melhorar um pouco este ensino atual, o que já seria um progresso. Não adianta ter uma ideia genérica das metodologias apresentadas e ficar por isso mesmo. De nada resolve ficar elucubrando sobre pressupostos teóricos dessas teorias e não decidir comprometer-se com a inovação. Importa agora pensar em mudar, se for possível e se houver disposição para isso.

Uma série de barreiras dificulta esse salto de qualidade que se propõe e que se aguarda. Uma delas é a preparação do professor; outra é o esforço que se espera dos docentes e das escolas em relação à adoção de novas metodologias que promoveriam avanços na educação e que é quase em vão. Não se vê muita disposição para tal. No reverso, o que mais se vê é o acomodamento. Tanto um como o outro prefere evitar a trabalheira da inovação, continuando nas delícias da rotina. Referências a outros obstáculos encontram-se no próximo capítulo.

28. O ensino do futuro: dificuldades a serem enfrentadas 153

Além das dificuldades mencionadas no capítulo anterior (romper bruscamente com o paradigma vigente não é simples de ser aplicado, medo do desconhecido, representa uma ameaça), outras são lembradas e comentadas no texto. Uma delas é a formação eficiente de professores para o futuro, o que não parece estar acontecendo. É sabido que a maioria dos cursos existentes é precária – faz-se necessária uma educação mais esmerada. Outra dificuldade para a implantação dessas metodologias avançadas é a exigência de um corpo docente em tempo integral para a plena execução de seus programas e que corresponde a investimentos dispendiosos. Além disso, esses métodos ativos de aprendizagem adaptam-se bem aos cursos de humanidades, mas nem todos cabem muito bem em cursos das áreas da saúde e exatas. O último grande problema é a falta de criatividade e inovação dos professores; somente alguns poucos aceitam o desafio de sair do convencional. A maioria prefere evitar as "aulas com novidades", por medo do fracasso, e permanecer confortavelmente nas suas aulas tradicionais.

Ensino inovador, dinâmico, significativo, condizente com o novo tempo, caracterizado pela modernidade e progresso, pode ocorrer apenas e isoladamente em alguns cursos ou faculdades – já se podem detectar alguns locais em que esteja sendo aplicado. Porém, pelo jeito, a larga disseminação deste ensino continuará sendo um tanto remoto. Para facilitar, uma das alternativas é não aplicá-lo integralmente, mas que seja pelo menos parcialmente ou com modificações ou ainda de modo adaptado ao estilo de cada um.

29. O ensino do futuro: mais problemas impeditivos 158

Para agravar o quadro das dificuldades dos dois capítulos anteriores, há três tipos de problemas presentes nos costumes brasileiros que impedirão para breve essa educação renovada e de alta qualidade que se deseja. 1º) Problemas de base – na Educação há tanto a fazer, que a súbita implantação de um ensino de ponta é temerária porque falta capital intelectual e cultural. Falta suplantar problemas de base e as disparidades precisam ser atenuadas. É preciso diminuir a desigualdade, mas isso começa pela educação. Espera-se para o futuro um esforço concentrado na oferta de ensino inicial de boa qualidade para todos. Assim, o começo é por baixo, na base. Depois, fica mais fácil consertar em cima. Enquanto não se conserta embaixo e o desnivelamento continua existindo, dentro dessa sociedade influenciada por esses problemas de base, os mais esclarecidos acabam sendo atingidos... e influenciados. 2º) Problemas morais – práticas imorais reinam no meio acadêmico, principalmente em relação às provas de seleção de professores, aos concursos de promoção docente e à burla do tempo integral. Pressupostos amorais, como privilégios e corporativismo, continuam grassando. Os indivíduos mau-caráter que aderem a essas imoralidades não têm idoneidade ou aptidão ética para educar. 3º) O problema da formação do professor – os programas de formação de professores devem começar a se adaptar à nova realidade. Os professores, de quem se espera muito, devem estar abertos a novas metodologias, adaptar-se a um novo perfil e receber formação adequada a partir de agora. É grande a responsabilidade de educar os futuros educadores.

Se os problemas de base e os morais forem duramente combatidos, a ponto de convivermos apenas com problemas metodológicos da educação, aí sim, livres dessas barreiras, fica mais fácil pensar em meios que favoreçam um ensino mais adiantado.

PRIMEIRA PARTE
FORMAÇÃO E APRIMORAMENTO DOCENTE

1. Ética do professor

"Os sete pecados responsáveis pela decadência social: riqueza sem trabalho, prazeres sem escrúpulos, conhecimento sem sabedoria, comércio sem moral, política sem idealismo, religião sem sacrifício e ciência sem humanismo".

Gandhi

Qualquer curso da área da saúde começa com noções de Anatomia.

É a mais básica das ciências básicas. Claude Bernard dizia que "Anatomia é a base de todas as ciências médicas, teóricas e práticas".

Pois eu digo que a ética também é basilar e deve nortear qualquer atitude. Sem conformidade com a ética, todas as realizações carecem de base. É, por conseguinte, requisito para todas as ações e empreendimentos.

Esta é a razão de iniciar o livro com este tema que, necessariamente, é a base para todos os demais.

Meu enfoque sobre a ética na educação

Há gente ética, mais ou menos ética e aética. Depende um pouco da opção e muito da educação.

Educação lembra ensino, mas ensinar ética como uma disciplina curricular não me parece ser a melhor ideia. Se você ler este livro todo, vai achar a frase de Paulo Freire "ninguém ensina ninguém".

Achará, além disso, considerações semelhantes sobre a conscientização de que, do mesmo modo que a educação é algo intrínseco, algo que brota de dentro para fora. Dá até para enriquecer a consciência de outrem, mas não para conscientizá-lo a partir do zero. Pode-se até tentar, e isso quem sabe sirva de alerta ou de motivação para o indivíduo, que talvez ajude um pouco. Mas conscientização plena, total, isso não. É desse modo que encaro a aceitação e incorporação do princípio ético: ninguém ensina ética a ponto de tornar o outro um indivíduo ético em sua vida.

A adoção de uma vida pautada por valores éticos não ocorre de repente. Como se fosse mais ou menos assim: "a partir de segunda-feira passarei a ser ético". Pode, sim, ser uma escolha que vai tomando corpo aos poucos, mas é uma opção que faz parte de um processo educativo, dentro do qual o exemplo é o maior móbil.

Em uma família de atitudes regradas pela ética, a criança não aprende noções de ética, mas autodesenvolve sentimentos éticos. Autoconscientiza-se gradativamente por conviver com aquele grupo de éticos, que são seus familiares. Os outros grupos, todos juntos, acabam determinando uma sociedade de atitudes éticas e até um país caracterizado por comportamento ético, se esta for a escolha dos grupos populacionais.

Um estudo de nome "Valores Brasil – 2010" (Marcondes Consultoria) inferiu, após entrevistar 1.600 indivíduos, que o brasileiro tem como valores máximos: 1º) a amizade; 2º) a família; 3º) a honestidade. Ao comentar sobre a pesquisa, Ricardo Young interpreta que esses valores revelam o interesse individual e não da coletividade, da sociedade. Poucos foram os respondentes que têm senso de comunidade e uma visão compartilhada e de interdependência. É possível, pois, analisar essas respostas pelo viés da questão ética.

Valores têm a ver com ética e a atitude ética não é imposta a cada cidadão do país; é opção individual que valores adotar e que irão reger sua ética. O valor seriedade, muito relacionado com a ética, está presente quando as pessoas levam uma vida reta e honrada. Retidão e honradez são sinônimas de seriedade. Se esse valor não é um princípio aceito pela sociedade, não há seriedade. Com respeito à nossa população, isto já foi colocado em xeque por um importante chefe de Estado. Mas isso é passado e, atualmente, antes de perguntarmos se o Brasil é sério ou ético devemos fazer outra pergunta: nós estamos ajudando a sê-lo?

Finalmente, este texto foi do extremo do indivíduo, passando pela família, e chegou ao extremo da nação; passou, pois, por alto pela universidade, que é a preocupação deste livro. Mas foi de propósito, por que a ética do professor (e do aluno) será focada mais além.

Ética e moral

Ética está quase sempre associada à palavra moral e vem sempre à frente: ética e moral. A associação de algumas palavras em nosso idioma é tal que determina uma expressão cunhada, quase obrigatória: "suculenta feijoada", "suaves prestações", "fiel escudeiro", "ética e moral".

Na realidade, ética não é sinônimo de moral. O termo moral não pode ser substituído pelo termo ética. Ética diz respeito a um tipo específico de vida que se quer levar, no qual a pessoa encontra sentido. Moral relaciona-se ao controle, às regras, aos limites e à ordem. Dessa forma, um projeto ético tem de incluir a dimensão moral (respeito pela dignidade alheia e pela justiça), porque as duas dimensões são interligadas e interdependentes (Amorim Neto e Rosito, 2009).

Princípios morais consubstanciam princípios éticos e devem estar associados como valores essenciais da conduta e da formação do homem.

Se recorrermos à origem etimológica dessas palavras, vamos encontrar os vocábulos *ethos* (grego) e *mores* (latino), que significam, ambos, costume, jeito de ser. Mas a ética procura o fundamento do valor que norteia o comportamento e a moral em uma sociedade. Indica o comportamento que deve ser considerado bom e mau. Já moral pode ser definida como um conjunto de normas e regras destinadas a regular as relações dos indivíduos em uma comunidade social dada (Rios, 2010).

Moretto (2010) acrescenta que se a ética não dá conta de organizar a vida social, estabelece-se a moral, em benefício da harmonia social. A moral tem normas e regras que se não forem cumpridas haverá punição (multas, repreensões etc.) pela justiça. O autor dá como exemplo o uso do telefone celular. Numa palestra ele é regido pela ética, isto é, desliga-se não por medo de punição, mas por um princípio de respeito aos ouvintes e ao palestrante. No trânsito ele é regido pela moral porque há lei que proíbe seu uso pelo motorista. Por que foi criada essa lei? As recomendações para o não uso do celular ao volante não foram suficientes, então é preciso normatizar e punir.

Portanto, a moral está mais para as regras da sociedade (direitos e deveres), e a ética está mais para a benevolência ou generosidade. O ideal é agir sempre em nome da ética e da generosidade e não por medo da punição. No começo era assim: "favor não usar o celular na aula, em palestras, no trânsito etc". Mas as recomendações não foram suficientes e criou-se lei para regular o uso do celular, pelo menos no trânsito. A justiça é associada à moral; a generosidade é associada à ética, que relaciona os princípios e valores que fundamentam a vida harmônica em comunidade.

Outro exemplo: as informações contidas em um currículo devem ser condizentes com a verdade. Se o indivíduo "forçar" para melhorar seu currículo, acrescentando acontecimentos inexistentes será uma ação antiética. Mas, como isto tem acontecido demais na apresentação prévia de currículos em concursos e em outras situações, o poder legislativo (Câmara Federal) está discutindo um projeto de lei que prevê punição para os fraudadores: pena de prisão de dois meses a dois anos.

Por conseguinte, se a ética não dá conta, estabelece-se a moral.

Ética, tema transversal

Temas transversais como cultura, pedagogia ambiental e ética não pertencem a nenhuma disciplina específica, mas atravessam todas elas, na interface de uma com a outra, como se a todas fossem pertinentes. Correspondem a questões presentes na vida cotidiana e são integradas no currículo por meio do que se chama de transversalidade. Pode, portanto, "ser trabalhada por meio de uma variedade de áreas do conhecimento, e todas elas precisarão ter alguma compreensão daquilo que as outras estão fazendo. Tais relações interdisciplinares devem ser claramente especificadas nas sequências de ensino que forem projetadas" (Butt, 2009). Cada professor inclui como conteúdo de sua área (trazendo para o conteúdo e para a metodologia da área) e articula com questões sociais. Gadotti (2006) julga até mesmo que a transversalidade e a transdisciplinaridade do conhecimento sejam mais valorizadas do que os conteúdos longitudinais do currículo clássico.

Quanto ao professor, Tapia e Fita (2006) afiançam que, além da aula, ele comunica muitas outras coisas, dentre as quais personalidade, atitudes, valores. Proclamam os autores: "Sabemos que as atitudes, os valores, a ética se mostram, não se demonstram. O autêntico professor não pode apenas se fazer de professor, deve sê-lo".

Pode-se então dizer que a escola deve cultivar a preocupação ética e é acima de tudo o professor quem a deflagra. Se ele age com ética, dá exemplos éticos de conduta, se ele trabalha o assunto em suas aulas, todos à sua volta serão impregnados por esse valor.

Na escola, com os alunos

Notamos que a ética pode ser vista como a origem da moral, engloba a moral, vai além da moral, mas não a nega. Esta questiona regras e normas, orientada pela virtude da generosidade que pode dar ao outro mais do que ele tem direito, isto é, dar o que ele não teria direito pelas regras da pura justiça, mas que a generosidade aconselha que lhe seja dado. Este raciocínio é de Moretto (2010), que o ilustra com interessantes exemplos e argumentos, como nos casos de alunos com uma falta a mais, com 0,1 ponto a menos na nota, com prazo esgotado para pedir 2ª chamada ou com atraso de 1 minuto para a aula.

Dentro desse contexto, o professor "justo" se apega à relação dos direitos/deveres e não tergiversa: "comigo é assim; faltou à prova é zero". Outros se deixam guiar por princípios éticos, colocando-os acima das normas, e analisa cuidadosamente o problema específico do aluno.

Aquino (2000) também é da opinião que se julga caso a caso, levando-se em conta a conjuntura, os antecedentes, todas as circunstâncias que envolvem o caso, que tornam facultativa a aplicação seca da lei. Livre da obediência ao dogmatismo das regras (leis morais), por que segundo as circunstâncias elas não exigem uma submissão inquestionável, o professor fica mais leve para ajuizar sem o tacão da lei. Neste ponto pode entrar a generosidade ou benevolência, que abranda o julgamento da falta. Além disso, nem tudo o que é considerado ético hoje o será necessariamente amanhã.

Mas, assim como o aluno que diante da questão da prova pode responder certo ou errado, da mesma forma o julgamento do professor pode ser acertado ou não. Veja este exemplo. Um aluno que ficou para exame em todas as disciplinas conversou com todos seus professores e alegou a cada um deles não ter passado direto na sua disciplina por poucas frações na nota final. Estava pedindo reconsideração porque se fosse aprovado, como fora em todas as outras disciplinas, poderia viajar mais cedo para casa, a fim de atender sua mãe doente, ajudar a família e coisa e tal.

Quer saber o que deu? Todos atenderam sua súplica, ele não precisou fazer exames e foi mais cedo encontrar sua mãe. Encontrou-a malhando na academia, desfrutando uma saúde de ferro, e começou a curtir suas férias, agora dilatadas, enquanto ria, gozando de nossa cara. Nossa por que eu fui um dos tais professores, que mostraram muito mais ingenuidade do que propriamente generosidade ética.

Mas, por óbvio, deve haver uma profusão de exemplos de professores que decidiram acertadamente ao beneficiar alunos que realmente necessitavam de apoio, contrariando a norma rígida e abrindo um precedente de fundo ético.

Na escola, como disciplina

Na escola, o conteúdo da ética atinge transversalmente todas as disciplinas. Todas elas se guiam por pressupostos éticos, não apenas aquelas ligadas às ciências humanas e à religião. Nas escolas médicas, desde o primeiro ano ocorre discussão sobre a ética do uso do cadáver (junto à disciplina de Anatomia), ética da relação professor-aluno, discussão da questão da ética do uso dos animais de laboratório (nas Ciências Fisiológicas), fraude em pesquisa. E no curso profissionalizante, discussão e ética sobre aborto, eutanásia, transplante, infecção hospitalar, política da saúde, prioridades em saúde etc. Há também a disciplina formal de Ética Médica que aborda aspectos deontológicos e análise dos artigos do Código de Ética Médica, criado pelo Conselho Federal de Medicina em 1988 (Troncon, 1998).

Interessado em saber a opinião de professores da rede estadual de ensino médio quanto à necessidade ou não de incluir "ética" como tema transversal nas escolas, Vasconcelos (2003) fez um estudo exploratório em um universo de 126 professores. Obteve resposta afirmativa de 89 deles (70,6%), sendo que a principal justificativa (para 74 professores) foi em relação à disciplina e à indisciplina dos alunos.

Diferentemente, Amorim Neto e Rosito (2009) defendem a formação de uma equipe de professores das mais diversas disciplinas, capitaneada pelos professores de filosofia, para elaborar, em cada escola, um plano de trabalho a ser executado ao longo do ano. O plano pedagógico de ética conteria os temas específicos a serem tratados pelas disciplinas em sala de aula e também atividades interdisciplinares extraclasse.

Minha posição contrária ao "ensino da ética" como disciplina específica foi manifestada mais atrás. Questões éticas podem ser até problematizadas e teatralizadas nas várias disciplinas como um processo de indução, mas não como disciplina específica. Não obstante, respeito as opiniões e os esforços realizados para agregar ética ao comportamento humano, nesse período de formação do aluno. Respeito também o enfoque dos aspectos éticos que compõem uma estrutura normatizada como nos populares códigos de ética.

Código de ética

Código é um conjunto de ideias sobre o modo adequado de comportar-se em determinados lugares. O código não faz ninguém ético, mas chama a atenção para a importância social do seu cumprimento ou do seu não cumprimento (Santos, 2010). Porém, está-se usando ética no sentido de dever, de normas, de leis (códigos e comitês de ética que deveriam ser chamados códigos e comitês de moral).

Segundo Sousa (2010), a ética pode ser teórica e crítica. "A ética crítica também é conhecida como deontologia (estudo dos princípios ético-morais que devem ser os fundamentos das normas e regras do agir prático do homem), muitas vezes confundida com ética profissional, que indica um código de condutas profissionais ou corporativas a ser seguido sob pena de punições". Por exemplo, a deontologia jurídica e a deontologia médica analisam a práxis dessas ciências sob a perspectiva ética.

Existem códigos de ética para algumas carreiras, os quais sinalizam regras de conduta moral dos homens em sociedade, mas que não devem ser reproduzidas *ipsis verbis* e generalizadas para toda a categoria profissional (Aquino, 2000).

A partir disso, Santos (2010) propõe um Código de Ética para as escolas, "como um documento adotado com a finalidade de estabelecer um padrão de conduta para seus profissionais da educação", e oferece a sugestão de 24 itens que podem constar da redação do código.

Bem, redigir semelhante código não é complicado. O difícil é cumprir seus preceitos. Códigos de ética são permitidos e até aconselhados nas instituições, ainda que em algumas delas seu uso possa ser incoerente. Por incrível que pareça até o Senado e a Câmara Federal os têm! Bem entendido: têm o código.

Considerações finais

Coerência entre o que se propõe e o que se pratica nem sempre existe. Aquino (2000) chama a atenção para o que se pretende ensinar e o que se faz na escola. O ensino da higiene numa escola suja e abandonada não é coerente.

Imagine só o absurdo que existe em uma escola que diz educar a sensibilidade e se preocupar com a ética, mas cujos professores tratam rispidamente os alunos, competem mais do que cooperam com os colegas e burlam o regime de tempo integral.

A incoerência invade a comunidade com demonstrações e atitudes aéticas de pessoas supostamente honradas e éticas que furam fila, estacionam em local reservado para deficientes físicos e cometem outras pequenas transgressões por acharem que são "coisinhas" sem importância e terminam por se viciar nelas.

Cidadania cabe sempre; ética mais ainda. São bonitas as palavras de Almeida (1998) de que é possível transformar a ética numa estética da vida, o que "pressupõe, entre outras coisas, entender o homem como uma matéria desejante, o único ser que sonha acordado e é capaz de construir, não o melhor dos mundos, mas um mundo melhor".

Referências bibliográficas

Almeida MC. Cumplicidade, complexidade, (com)paixão. In Carvalho EA (org.). Ética, solidariedade e complexidade. São Paulo: Palas Athena; 1998.

Amorim Neto RC, Rosito MMB. Ética e moral na educação. Rio de Janeiro: Wak Editora; 2009.

Aquino JG. Do cotidiano escolar: ensaios sobre a ética e seus avessos. São Paulo: Summus; 2000.

Butt G. O planejamento de aulas bem-sucedidas. 2ª ed. São Paulo: SBS Editora; 2009.

Gadotti M. Um legado de esperança. 2ª ed. São Paulo: Cortez; 2006.

Moretto VP. Planejamento: planejando a educação para o desenvolvimento de competências. 5ª ed. Petrópolis: Vozes; 2010.

Rios TA. Ética e competência. 19ª ed. São Paulo: Cortez; 2010.

Santos CR. Ética, moral e competência dos profissionais da educação. 2ª reimpressão. São Paulo: Avercamp; 2010.

Sousa ABR. Ética e cidadania na educação. São Paulo: Paulus; 2010.

Tapia JA, Fita EC. A motivação em sala de aula. 7ª ed. São Paulo: Loyola; 2006.

Troncon LEA et al. Conteúdos humanísticos na formação geral do médico. In Marcondes E, Gonçalves EL. Educação médica. São Paulo: Sarvier; 1998.

Vasconcelos MS. Disciplina e indisciplina como representações na educação contemporânea: a ética da obediência. In Barbosa RLL (org). Formação de educadores: desafios e perspectivas. São Paulo: Editora UNESP; 2003.

2. Educar-se

"Ninguém educa ninguém. Ninguém se educa sozinho.
"Todos nos educamos no relacionamento".

Paulo Freire

O pensamento em epígrafe é o tiro de partida para as considerações que vêm a seguir. Realmente, educamo-nos no relacionamento. Trocando ideias em grupo, cada um tem mais chance de buscar educação.

Em grupo

Sim, em comunhão com os outros; solidariamente, por que não? O desenvolvimento e a competência devem ser uma busca compartilhada. Formamo-nos em grupo. Veja abaixo os autores que avalizam esta concepção.

O professor se constrói em um processo coletivo, educando-se com os parceiros de atividade docente (Abramowicz, 2006). É urgente valorizarmos o convívio solidário entre os seres humanos (...) paira sempre sobre nossas consciências a certeza de que não estamos sós, mesmo quando assim nos imaginamos. A vida inteira é relação (Amorim Neto e Rosito, 2009). Ninguém se constitui como pessoa sem os outros (Machado, 2009). Uma pessoa não pode ser humana sozinha; do mesmo modo, uma pessoa não pode ser competente sozinha. A qualidade de seu trabalho não depende apenas dela – define-se na relação com os outros (Rios, 2010).

Mas, em um grupo, sempre há os que aproveitam bem as chances de aprendizado e se desenvolvem mais que os outros. Por isso não basta aderir a um programa, frequentar um curso. É preciso mais que isso. Você trabalha em um grupo que está se educando, mas tem como meta principal sua própria formação. Então, é preciso cuidar de si no meio dos outros.

Sabemos, entretanto, que o convívio grupal nem sempre é tranquilo. Podem ocorrer situações de discórdia e também de competição movida por vaidades. Nesses casos, pode cair por terra a concepção de que precisamos uns dos outros. No próximo capítulo iremos analisar essa possibilidade de competição por conhecimento, por capacitação, por competência. Por enquanto, ficamos com mais abordagens sobre educação e competência.

Educar-se

Verbo pronominal, que vem sempre acompanhado de um pronome oblíquo da mesma pessoa do sujeito. É um verbo ativo porque exprime ação praticada pelo sujeito. Já, educar é um verbo transitivo direto, que exprime ação que transita do sujeito a um objeto direto. Ser educado é um verbo passivo, que exprime ação recebida pelo sujeito.

Em referência a ser educado, quantas vezes em aula recebi esse tipo de proposta de algum aluno: "Ei, professor, explique aí; estou ouvindo". Queria ele dizer, "Ensine-me" ou "Cuide de minha educação enquanto eu fico por aqui, sem pensar muito".

Recorro a Gandin (2010) para fechar este assunto. "Educar-se é, em primeiro lugar, projetar e buscar a própria identidade seja pessoal, seja do grupo (...) pessoalmente ou em grupo projetamos para nós um futuro desejável e o buscamos com mais ou menos intensidade, com mais motivação, com mais capacitação. Mas o buscamos de uma forma ou de outra, isto é, educamo-nos, crescemos. Educar-se é, em segundo lugar, dotar-se de instrumentos para participar na sociedade (...) esta segunda conceituação é necessária para completar a anterior, uma linha mais social, dada a possibilidade de ser aquela considerada essencialmente ligada à pessoa".

Providenciando, dessa forma, o incremento da própria educação a pessoa alcança o desenvolvimento desejável e não é plasmada de modo padrão, conforme uma forma convencional, típica.

Conscientizar-se

Repete-se aqui tudo o que foi dito anteriormente. Ninguém conscientiza ninguém. A reflexão (própria, é claro) leva à conscientização. Esta é, portanto, um processo intrínseco, isto é, brota do próprio ser ou, como se diz, de dentro para fora. O contrário, de fora para dentro, por influência de outrem, não acontece; pode, quando muito, ser enriquecida, mas não desencadeada.

Gandin (2010) esclarece melhor quando diz que a reflexão deve ser realizada com base naquilo que se faz ou no que aconteceu e que cada ação seja esclarecida pela reflexão. É nessa dinâmica ação-reflexão que a prática é ligada ao estudo e vice-versa, e, segundo o autor, ocorre o processo de conscientização, que corresponde ao processo de educação. Na seguinte escalada: "1) uma ação traz inquietude porque os resultados não são convincentes; 2) sobre esta ação incide a reflexão: 3) a partir desta reflexão, a ação seguinte sofre transformações; 4) sobre esta nova ação há uma nova reflexão". Acrescenta ainda o autor que a reflexão não é unicamente "da própria ação, mas da ação de outros grupos e da sociedade como um todo, incluindo acontecimentos presentes e passados".

Este raciocínio me dá a deixa para adicionar a seguir algo conexo, que falei em uma palestra sobre a qualidade de vida voltada para o moral e o intelectual.

Educação continuada

Os dois últimos subcapítulos deixam entender que educação e conscientização se confundem no seu significado, seja em correspondência, seja em complementação. Pela leitura deles, entende-se também que o processo é longo, contínuo, por toda a vida. Aprende-se sempre e constantemente, não apenas durante a fase de estudante, quando se está recebendo a educação formal em uma agência tradicional de ensino.

Vejamos. Desde o ensino fundamental, passando pelo ensino médio, de graduação universitária, de pós-graduação e de pós-doutorado eu despendi 13.567 horas frequentando escolas. Como tenho mais de 700.000 horas de vida, o percentual de meu aprendizado dentro do ensino formal é muito baixo. Quem diria, em sã consciência que somente aprendi durante essa fase de minha vida? Pois eu digo que aprendi muito mais depois dessa fase escolar de 13.567 horas.

A escola apenas inicia a formação das pessoas, muito mais do que as prepara para a vida toda. A formação complementar é de livre escolha de cada um. Contudo, alguns a rejeitam e passam pela vida com o aprendizado mínimo.

Salto de qualidade

Somos pessoas em ascensão, logo sentimo-nos provisórios, incompletos, mas adiamos decisões de melhorar. Estamos, sim, subindo a escada do progresso, mas há um degrau maior, mais difícil de ser galgado. É o salto de qualidade que pode ser dado. A superior escolha de viver uma vida de princípios. A procura da sublimação (transição da fase sólida para o vapor, tornar sublime, exalçar, exaltar, engrandecer) da alma no contato e na identificação, com o nobre, o intelectual, o erudito. A busca de valores transcendentes.

Medidas imediatas para isso começam com a adoção de períodos prolongados de silêncio em solidão, o que facilita a concentração, a contemplação, a meditação, a reflexão. Daí surgem a ponderação, a prudência, o tino, o discernimento, a percepção, a intuição. Dou como exemplo máximo as viagens solitárias de Amir Klink e o quanto ele deve ter meditado no meio do oceano.

Como somos muito voltados para fora, com essas medidas compensamos nossa ausência interior. Começa assim o interesse pelo enriquecimento cultural, pela música, pela literatura, pelas artes plásticas, pela ciência, pela política, pela filosofia, pela ordem social, pela disciplina, pela necessidade de uma perspectiva internacional, pelo convívio ético e pela poesia que a vida nos proporciona e que nós nem sempre conseguimos entrever ou decifrar. Trata-se, isto tudo, de um engajamento próprio, livre e voluntário. Denota conscientização.

De nada valem mudanças exteriores se não são acompanhadas de mudanças interiores. Para ilustrar isso, conto uma história. Um mago entrou na floresta, viu um rato tremendo de medo e perguntou qual a razão. "Tenho medo dos gatos, eles querem me comer", disse o rato. Então o mago o transformou em gato, como os outros, para cessar seu temor. No dia seguinte, no entanto, encontra o ex-rato, que agora era gato, atemorizado com a presença dos cães. Condoído, o mago converteu--o em cão, mas não adiantou porque logo em seguida o medroso se queixava dos tigres. Transformado em tigre, eis que o covarde passa a ter medo dos caçadores. Nesse ponto, disse o mago: "não adianta transformá-lo em mais nada por que seu coração continua sendo o de um rato". Similarmente, enquanto o coração do homem permanecer igual, nada de profundo ou significativo irá acontecer.

Competência

Tomo por empréstimo palavras de Perrenoud para iniciar, definindo competência: "ter competência é saber mobilizar os saberes", ou seja, utilizar os saberes para agir em uma situação. Daí se entender que competência somente existe se existirem os saberes, os conhecimentos.

Os dicionários trazem as palavras competência e habilidade como sinônimas, mas competência vai mais além, pois significa saber fazer que, do ponto de vista procedimental, envolve tomar decisões e analisar ações (buscar, aplicar, organizar, comunicar os conceitos).

Para Selbach (2010), "competência é a capacidade de mobilizarmos nossos 'equipamentos' mentais, o que significa articularmos nossas habilidades (comparando, analisando, descrevendo, lendo, interpretando) para o alcance de um objetivo, para superar um desafio, vencer um obstáculo (...) competência é uma habilidade de ordem geral, enquanto habilidade é uma competência de ordem particular, específica". O aluno que aprende habilidades (bem fazer) precisa saber o que fazer (competência = saber fazer) com o que aprendeu.

O competente é o não arrogante; aquele que se acha no limiar da incompetência, inconformado com o que já sabe. Esse limiar é uma fronteira a ser transposta, para quem deseja buscar a excelência. No fundo, é uma competição consigo próprio para quem projeta ir além de si mesmo e que pode acompanhar o indivíduo pela vida toda. As pessoas que procuram a excelência são, por definição, humildes, uma vez que se consideram imperfeitas (De La Taille, 2008).

Mas existe algo mais. Hoje, a noção nova e dilatada de competência abrange algumas qualidades como a idoneidade, a maturidade e a capacidade de se adaptar ao trabalho em grupo. Em outras palavras, é preciso ser competente, ter conhecimento, mas é preciso também ter sabedoria.

A realidade

Educação e conscientização só se efetivam com envolvimento e empenho. O ânimo para irromper um processo que culmine com a educação, podemos até dizer, a coragem e a audácia, nem todos têm. Muitos precisam ser ajudados a tomar a iniciativa. A sugestão pode vir de fora.

Os professores que estão animados começam então a refletir sobre si, sobre sua vida. Essa reflexão estende-se e abarca seu trabalho docente porque a profissão é parte de sua própria vida. Não há uma dicotomia entre o cidadão e o professor.

Surge-lhe então a ideia da transformação para melhor, abrindo mão de certas comodidades e facilidades. Realmente, "a toda escolha corresponde uma renúncia", porque a mudança, que busca o enriquecimento intelectual, requer comprometimento, o que exige, por sua vez, abandonar uma série de preferências, sempre antes colocadas como prioridade.

Transformação é uma questão de autoeducação. Como vimos, educar-se é muito mais importante do que ser educado.

Finalmente, Zabalza (2004) coloca um detalhe a mais para se pensar, além da educação e da formação. Diz ele que novos conhecimentos e novas habilidades para enfrentar e resolver com mais segurança os problemas da docência universitária são imperativos. Mas existem também coisas materiais a serem pensadas. Trata-se da possibilidade maior de ascender na própria instituição (seu *status*, seu nível, sua remuneração etc.), que corresponde à promoção profissional baseada na qualidade da docência, critério de maior impacto do que as avaliações feitas por estudantes.

O próximo capítulo irá reforçar a necessidade e os motivos de aperfeiçoamento das funções de cada um, mormente do professor, porque "ser educador sem educação é como ser paraquedista sem paraquedas".

Referências bibliográficas

Abramowicz M. A importância dos grupos de formação reflexiva docente no interior dos cursos universitários. In Castanho S, Castanho ME (orgs.). Temas e textos em metodologia do ensino superior. 4ª ed. Campinas: Papirus; 2006.

Amorim Neto RC, Rosito MMB. Ética e moral na educação. Rio de Janeiro: Editora Wak; 2009.

De La Taille Y. Limites: três dimensões educacionais. 3ª ed. 11ª impressão. São Paulo: Ática; 2008.

Gandin D. Planejamento como prática educativa. 18ª ed. São Paulo: Loyola; 2010.

Machado NJ. Educação: competência e qualidade. São Paulo: Escrituras Editora; 2009.

Rios TA. Ética e competência. 19ª ed. São Paulo: Cortez; 2010.

Selbach S (org.). Ciências e didática (Coleção Como Bem Ensinar). Petrópolis: Vozes; 2010.

Zabalza MA. O ensino universitário: seus cenários e seus protagonistas. Porto Alegre: Artmed; 2004.

3. Competência e competição

Sabemos que o convívio grupal, mencionado no capítulo anterior, nem sempre é tranquilo. Podem ocorrer situações de desentendimento e também de competição, geralmente movidas por vaidades. Neste caso, pode cair por terra a concepção de que precisamos uns dos outros. Todavia, como já foi dito, a excelência implica competição, mas uma competição de alguém consigo mesmo e não necessariamente uma competição com o outro.

Vamos analisar a possibilidade de competição por conhecimento, por capacitação, por competência.

Competição

Você pode não se julgar tão competente quanto os outros, mas vive competindo com eles. O começo disso é a comparação, a qual gera a competição que tem como objetivo ultrapassar os outros, seus pretensos adversários. Se estiver pensando em passar à frente dos colegas, por exemplo, em conhecimento, isto é uma competição tola, sinal de fraqueza de caráter. Os colegas de departamento, de disciplina e outros são seus aliados e não seus concorrentes ou adversários e o trabalho em equipe traz melhores resultados que o trabalho individual, avulso.

Machado (2009) é categórico ao afirmar que quando se disputa o conhecimento, ajudando-se mutuamente todos podem atingir os objetivos pretendidos, todos podem ser vencedores e a competência – ou a competição – mostra sua face construtiva. O conhecimento é um bem muito especial que se pode dar, vender ou trocar sem ficar sem ele. Quando em ação não é fungível, não se gasta: quanto mais é usado, mais novo ele fica. Mas, na vida há também o tipo legítimo da competição no sentido de disputa, na qual mesmo perdendo pode fazer crescer quando se tem adversários competentes. A falta de adversários competentes não favorece o crescimento dos participantes. Por isso é que competir é sinônimo de emular, que significa competir com, rivalizar, provocar, incentivar, estimular. Numa associação de competição com competência, a raiz latina da palavra ensina que *com petere* significa buscar junto com os outros. O citado autor, Prof. Machado, completa o raciocínio afiançando que "nada há de mais incongruente, inconcebível e contraditório do que um indivíduo competente absolutamente isolado de seus pares".

Esse entendimento me faz deslocar em pensamento à Av. Consolação, São Paulo, conhecida pelo comércio de fontes de luz ou luminárias. Imagino que a primeira casa aberta para vender esse produto tenha tido sucesso, o que atraiu outro comerciante do ramo e mais outro. Assim foi crescendo esse comércio especializado ao longo da avenida, cada vez mais diversificado e sofisticado. Atualmente, são tantas as lojas que, se alguém quiser comprar abajures ou lustres, não irá procurar em outro lugar. Existe concorrência, porém, mais que isso, existe público para as compras e todos vendem e ganham.

A competição, na cultura brasileira, abrange todas as categorias de indivíduos. O pesquisador por ver o crescimento e o talento do colega. O vestibulando compete por um lugar na faculdade. Se o vestibular é apertado e o ensino também, sua luta pela colocação na lista de aprovados (e posterior aprovação no curso) é estimulante e o grande prêmio é a promoção por mérito que, talvez, outros não consigam. Há quem prefira não concorrer e se inscreve em faculdade tipo "pagou... passou", cujo vestibular é pró-forma e nas disciplinas a progressão é quase automática. Sai mal preparado, sem os alicerces intelectuais e técnicos para o longo prazo, mas recebe o suficiente para adquirir o certificado de conclusão a fim de iniciar, agora sim, uma competição em busca do trabalho.

Competição na natureza

As árvores vivem competindo entre elas. Para obter o máximo de luz do sol, batalham para crescer mais alto. Uma interessante competição é a de árvores que desenvolvem raízes gigantes e em excesso não para captar mais nutrientes do solo, mas para não precisar dividir esses recursos com árvores vizinhas. Suas raízes gigantescas dificultam o crescimento de outras árvores que possam vir rivalizar por recursos, mantendo-as afastadas. De acordo com a reportagem, isso é puro egoísmo (Folha de São Paulo, Cotidiano, 12/1/2011).

Este fato me faz lembrar a história da grande árvore que queria ser admirada sem que outras menores, das cercanias, ofuscassem sua vista. Desejou ardentemente que todas elas desaparecessem para que ficasse sozinha, altaneira, no alto da colina. Seu apelo foi tão grande que logo lenhadores, madeireiros, raios, doenças dizimaram aos poucos todas elas. Foi assim que a grande árvore ficou isolada no alto, bela e sobranceira. Porém, não havendo mais árvores menores que a protegessem, em seu entorno, ficou à mercê dos ventos; de tão desprotegida, veio abaixo durante uma tormenta.

Esta fantasia serve como analogia ao competidor egoísta que se esquece de que somos seres gregários, sociais, e que é melhor nos juntarmos em equipes (onde há respeito mútuo e noção de limites) porque o trabalho conjunto tem mais condição de êxito do que o trabalho solo.

Eu, particularmente, reconheço que os colegas com quem trabalhei me ajudaram a ocupar uma posição favorável no ensino superior. Sem eles, não teria tido o mesmo êxito e a posição conveniente que ocupo hoje.

Na universidade: o tratamento desigual dos desiguais

No esporte, o melhor atleta do time ganha mais que os outros. Nas empresas comerciais, os melhores salários estão reservados aos cargos mais importantes, que serão preenchidos por gente mais capaz. Mas, esses são os premiados por mérito. Longe de serem vencedores em uma disputa, são os que ganham o reconhecimento, seguido do prêmio pelo trabalho meritório.

Na universidade pública brasileira já não é assim. Professores com a mesma titulação ganham salários iguais, independentemente da sua produtividade individual. O professor capacitado convive com o incompetente, o esforçado convive com o ineficaz, e todos são remunerados de acordo com a mesma tabela de pagamento para a mesma titularidade, que somente varia para mais de acordo com o tempo de serviço e com cargos administrativos assumidos. Conheci alguns que mal cumpriam o horário, não se ligavam aos cursos de pós-graduação porque não havia remuneração adicional e mal entravam no laboratório de pesquisa. E ainda troçavam de quem realmente trabalhava.

Creio que a competição seria um fator de incentivo para os cientistas acadêmicos, tal como é nos EUA e na Europa. Lá, há competitividade no trabalho para se ganhar mais. Trabalhou e produziu mais e melhor, salário maior. Se for membro de uma associação científica, ganha mais ainda que seus colegas da faculdade. Não havendo chance de competição para melhorar condições de trabalho e de provento, a pessoa fica desestimulada.

A competitividade avança pelas instituições. No Brasil não se vê profissionais mudando de instituições, o que poderia ser bom para eles e para elas. A pessoa entra na faculdade, presta seus concursos de promoção na carreira e fica lá até se aposentar. Na Europa e nos EUA, as pessoas têm, em média, três ou quatro empregos ao longo da vida. As universidades competem pelos melhores cientistas e estão dispostas a pagar caro por nomes prestigiados. Então, as que quiserem ter o melhor time de cientistas acadêmicos para alcançar lugar de destaque que paguem por isso.

Convívio solidário

Esse tipo de competição natural e justa, assim mencionada, não revoga a concepção do convívio solidário entre os seres humanos.

O homem vive em sociedade e, enquanto a solidariedade não for assumida como valor, as relações humanas efetivamente serão marcadas pela indiferença e mesmo pela anulação do outro (Amorim Neto e Rosito, 2009).

Na pequena sociedade do ambiente acadêmico, a solidariedade é imprescindível. No mais das vezes, é uma equipe que produz e se o trabalho dessa equipe não for solidário, de colaboração recíproca, o resultado não será bom. É o que De La Taille (2008) chama de cooperar; não no sentido de uma simples ajuda, mas no de "co-operar", operar junto. Não é troca de ideias nem autonomia com liberdade de fazer qualquer coisa. Cooperação é interatividade, acordo, diálogo, compromisso, envolvimento. Onde não há respeito unilateral, há respeito mútuo.

O grupo cooperativo formado nessa base será forte. Será como a floresta, com sua diversidade de vegetais e de micro-organismos, que nenhuma praga consegue dizimar, e não como a monocultura que a praga pode destruir inteirinha.

Compartilhamento

Como o homem é uma criatura social porque vive em grupo, descobriu que sem o compartilhar não existe a família, não existe a comunidade, é impossível a nação, não há justificativas para o trabalho e para a busca da felicidade.

Compartilhar é, pois, repartir, dividir, interagir, partilhar com alguém e é também participar de, tomar parte, tornar-se participante. Compartilham-se prêmios Nobel com os membros da equipe (nas ciências, mais do que prêmios individuais). Compartilha-se a execução da música pela orquestra. Várias habilidades em conjunto (habilidades de ler música, de tocar instrumentos) promovem a música cuja execução é compartilhada pelos membros da orquestra. Na tutoria, na orientação, compartilham-se saberes. Ao sancionar o que foi dito, Selbach (2010) vai mais além. "Ensinar a compartilhar é bem mais que revelar que sempre existem 'outros' em cada um de nós, é ensinar como essa união pode ser construída. Ensinar a compartilhar significa analisar fracassos e sucessos nessas tentativas, fazendo com que o aluno perceba que trabalhar em grupo não é apenas estratégia de um projeto escolar, mas caminho na construção de uma felicidade coletiva".

Referências bibliográficas

Amorim Neto RC, Rosito MMB. Ética e moral na educação. Rio de Janeiro: Editora Wak; 2009.

De La Taille Y. Limites: três dimensões educacionais. 3ª ed. 11. impressão. São Paulo: Ática; 2008.

Machado NJ. Educação: competência e qualidade. São Paulo: Escrituras Editora; 2009.

Selbach S (org.). Ciências e didática (Coleção Como Bem Ensinar). Petrópolis: Vozes; 2010.

4. Professores universitários em início de carreira

O ingresso docente em uma faculdade federal ou estadual é feito por meio de provas de seleção, que exige titulação alta (doutorado) no ato da inscrição. O mesmo pode ocorrer em algumas municipais e particulares.

Geralmente, o candidato enfrenta grande concorrência de outros, bem preparados ou bem "indicados".

Não gostou, leitor? Acha que exagerei ao mencionar a indicação (QI)? Acha mesmo que nesses concursos não são tentados meios ilícitos para se promover o candidato preferido? Que ingenuidade!

Ora, já participei de concursos em que um nome era imposto freneticamente, seja por pessoas de prestígio que não compunham a banca examinadora, seja por algum membro da banca que representava o departamento ou a faculdade interessada. Os demais membros tinham duas alternativas: aceitar a imposição ou atribuir notas às provas de acordo com sua consciência. Essa imposição de um nome, que para ser o vencedor, está se tornando uma prática comum em todo o território nacional.

Em 1910, Rui Barbosa já denunciava as nomeações de professores despreparados, aprovados por concessão de privilégios. Dizia ele: "O mau professor gera os maus alunos; os maus alunos empobrecem as profissões intelectuais...".

Puxa vida! Que mau começo para um livro. Porém, aqui também eu tinha duas alternativas: tocar no assunto ou fingir que não existe.

Mas, vamos adiante. Passado pelo crivo do concurso, o professor universitário estreante é contratado e inicia seu trabalho em uma universidade/faculdade pública ou privada. Como tenho experiência de trabalho em ambas, vou relatar alguns aspectos e diferenças entre elas.

Professores iniciantes em instituições públicas

Ainda em relação aos concursos de ingresso ou provas de seleção docente nas universidades públicas, quero comentar algo que está acontecendo. Devido à valorização da pesquisa em detrimento do ensino, a preferência na admissão de um professor reside em sua qualificação científica, seu perfil pesquisador. Tanto é verdade que o currículo do candidato, que demonstra produtividade científica, pesa mais do que provas didáticas ou de conhecimento do conteúdo da disciplina em concurso. Devido a isso, a preparação dos candidatos para os concursos resume--se à organização do currículo, com o cuidado de relacionar o maior número possível de publicações científicas, feitas com antecedência visando à vaga. Muitas dessas publicações levam os nomes de quatro, cinco, seis autores, que colaboraram ou não na realização do trabalho. Cada um deles aproveitará a condição de coautor e inserirá mais um item no seu currículo: "trabalho publicado". Infelizmente, nessa produção intelectual, quantidade – e não qualidade – tem sido a regra.

Durante as provas, aquele que mostra bom potencial docente perde para aquele de bom potencial de pesquisa.

A razão disso é que a pesquisa é computada nas avaliações dos cursos, sejam eles de graduação ou de pós-graduação. Avaliação institucional não tem contemplado as atividades de ensino. Faço um parêntese. Professores de disciplinas clínicas, egressos da pós-graduação, com experiência clínica apenas e tão somente adquirida no curso de graduação, ficam embananados nas aulas de prática clínica com pacientes. Exigência de três anos de experiência clínica após a formatura, para a inscrição nas provas de seleção docente, resolvia o problema. Porém, isso não se exige mais, pelo menos em algumas universidades.

Bem, depois o candidato admitido se torna um professor-pesquisador, geralmente em tempo integral. Seguramente, dele será cobrada produção científica. Em aula não se fala. Existe uma dissintonia entre a docência e a pesquisa. Aula atrapalha a atividade de pesquisa! Decididamente, o trabalho docente não gera mérito acadêmico.

Por isso mesmo, ao priorizar a investigação científica, o novo "professor" logo se interessa por algum estágio de atividade nesse campo, de preferência com bolsa de pesquisa. E logo consegue, porque instituições de fomento à pesquisa são várias, mas de fomento ao ensino, para estágio didático, não existem.

A nova prioridade já não é formar profissionais – as faculdades que formavam pessoas passaram a ser "centros de produção". "O *ranking* das universidades é feito com base em indicadores de produção científica ou técnica (...) o nível de formação oferecida aos alunos que a frequentam constitui uma variável de menor importância" (Zabalza, 2004).

Assim é a carreira docente na universidade pública. Com iniciação científica na graduação, com um programa cientificista de pós-graduação e no pós-doutorado o docente é estimulado a despender seu tempo em laboratórios de pesquisa, com a meta de chegar a ser um pesquisador sênior.

Quanto à prática docente, parte-se do pressuposto que o curso de pós-graduação já preparou o professor novato.

E nessa visão não profissional do ensino, julga-se que, conhecendo bem o conteúdo da disciplina, o resto é uma arte que se aprende com a prática – "ensinar se aprende ensinando" (*sic*).

Início da carreira docente em escola particular

Algumas faculdades admitem docentes por convite ou indicação e outras por meio de provas de seleção, tal como nas públicas. Uma vez admitido, o novo docente passa a se dedicar ao ensino, geralmente como horista. As faculdades integradas e os centros universitários promovem pouca pesquisa ou quase nada. Das universidades privadas requer-se produção científica que de alguma forma parece existir. Mesmo assim, na prática o que se vê é a dedicação do professor à docência.

A maioria não tem formação docente e passa por dificuldades pelo menos no início. Essas escolas deixam o próprio docente resolver sua situação. Algumas inauguram, emergencialmente, cursos de formação específica, que servem também para dotar o docente com um título e, assim, beneficiar também a própria escola. Outras poucas criam serviços de atendimento pedagógico ao corpo docente.

É condição fundamental o especialista conhecer bem a própria disciplina, mas não é o suficiente. Não serem necessários conhecimentos específicos, porque a atividade docente se aprende com a prática é balela. A docência "requer uma preparação específica para seu exercício (...) os professores devem ter os conhecimentos e as habilidades exigidos para desempenhar adequadamente suas funções." (Zabalza, 2004).

Dificuldades iniciais

Todos os novatos, pelo menos os das áreas não pedagógicas, nas instituições públicas ou privadas, enfrentam inúmeros percalços no desempenho da docência, quase sempre por falta de preparo prévio.

Tem sido dito que a "qualificação técnica e pedagógica insatisfatória" dos novos docentes da área da Medicina faz com que eles passem por muitas dificuldades iniciais no desempenho da profissão (Britto e Siqueira, 1993; Batista, 1998; Gordan, 2004).

O mesmo acontece nas outras áreas das ciências da saúde humana. Tenho lecionado em todas elas (com exceção de Farmácia e de Biomedicina) e em todas tenho deparado com essa carência de habilidades didáticas dos colegas iniciantes. Lecionei também Didática Aplicada ao Ensino Superior, para pós-graduandos, o que me fez confirmar esta constatação. Preocupei-me tanto com a situação de insuficiência dos professores estreantes, a ponto de publicar um livro específico sobre o assunto (Madeira, 2010), o qual vai sendo citado no decorrer dos capítulos.

A situação de profissionais das outras áreas do saber não é diferente.

Os ingressantes recém-saídos do mestrado e do doutorado julgam que, após desenvolver os poucos créditos relativos a disciplinas de cunho pedagógico, estejam aptos para adentrar a sala de aula, mas, após os primeiros dias, caem na realidade ao descobrir que a teoria é diferente da prática e que passou a ser professor sem saber como trabalhar na nova profissão.

Porém, já está muito melhor. Antes nem disciplina de Didática existia. Antes ainda, não havia nem cursos de pós-graduação. Eu mesmo não tenho pós. Lecionei muito em cursos de pós-graduação, mas não sou mestre formado e tenho o que era chamado "doutorado biônico", feito nos moldes antigos. Já que estou falando em melhorias, ajunto mais uma: o espaço dado ao tema ensino em relação ao tema pesquisa é maior nos congressos de hoje, de maneira geral.

Esse fenômeno do embaraço ao lidar com estudantes na sala de aula às vezes é notado nos grandes profissionais, clínicos e cientistas de renome. Não se sentem à vontade no trabalho docente porque sua formação é falha nesse sentido. Faltou-lhes uma formação técnica, isto é, faltou-lhes didática, a arte de ensinar, que é lecionada nas licenciaturas humanas e exatas.

Já foi dito que o trabalho do professor é independente, depende só dele; respeitáveis mestres autodidatas do passado são lembrados como exemplo. Mas, isso não é regra – é exceção. A verdade é que, se tivessem se envolvido com programas de formação ou aprimoramento teriam sido mais extraordinários ainda.

Todos os professores têm necessidade permanente de recapacitação para se manter profissionais atualizados. "Como lidam com conhecimento, estão tanto mais expostos ao envelhecimento precoce, já que conhecimento, ao mesmo tempo, renova e envelhece a tudo que toca" (Demo, 2009).

Clientela para programas de aperfeiçoamento

Mesmo que quem mereça maior atenção seja o professor iniciante, cuja situação docente é reconhecidamente desconfortável, os professores intitulados experientes, notáveis ou não, também se beneficiariam com programas de estudo que visassem atualizar ou melhorar sua atuação docente. A sugestão é que cada um reavalie seu desempenho, seu didatismo e sua visão da educação.

Vejamos a opinião do especialista Zabalza (2004). Muitos afirmam que é desnecessário gastar tempo e esforço para aprimorar professores antigos ou em fim de carreira, que provavelmente não assumiriam mudanças e que a prioridade deve ser a formação de iniciantes, mas não se deve excluir os mais experientes. A regra é para todos: "fazer bem o que se está fazendo mal... fazer melhor o que se está fazendo bem... fazer o que não se está fazendo e fazê-lo bem".

Ora, vamos analisar a designação de "experiente" dada a professores que têm longo tempo de serviço, muitos deles com sua vida profissional rotineira, previsível, pautada pela constante reprodução de suas próprias aulas, que apenas executa a ação sem refletir no que e como a realizou. O Prof. Vasco Moretto, quando foi apresentado na Universidade de Laval, Canadá, como sendo experiente porque tinha 27 anos de serviço docente, ouviu de um dos professores a seguinte ponderação: se você deu aula no primeiro ano de uma forma e nos outros 26 repetiu o que fez no início, você tem um ano de experiência e não 27 (Moretto, 2010).

Na outra ponta, um professor de curta permanência no cargo, mas que está sempre aprendendo com cada nova circunstância e refletindo sobre ela, está pronto para criar novos recursos e estratégias para solucionar outras situações. Assim, mesmo que não seja veterano como educador, renova constantemente seu ensino, com manifesta criatividade. Ao vivenciar situações novas, empenha-se para entendê-las, com reflexão sobre sua prática e aprende ao fazer. Aos poucos, ganha consciência de sua experiência e será verdadeiramente respeitado porque somente experiência expressa tempo de serviço (Madeira, 2010).

Resumo da ópera. Ao iniciante falta subsídio ao seu trabalho de professor. Mas mesmo os decanos frequentemente se enrolam num trabalho improdutivo, fruto da deficiência de sua formação profissional. Portanto, cursos de capacitação são para todos e, segundo Castanho (2007), "devem seguir uma linha que comece com cursos pequenos, como os minicursos, e que se estenda para cursos de maior duração, à medida que os professores forem se motivando para a discussão das questões pedagógicas".

Assim sendo, a clientela é esta: professores iniciantes e não iniciantes. Estes últimos, se forem verdadeiramente experientes, estarão presentes talvez mais para ajudar do que para aprender.

Pronto; já podemos passar para os programas de reciclagem.

Referências bibliográficas

Batista NA. Formação do professor de medicina: desafios e perspectivas. In Marcondes E, Gonçalves EL. Educação médica. São Paulo: Sarvier; 1998.

Britto DTS, Siqueira VHF. Resgatando a saúde como eixo de formação de profissional de saúde: uma proposta para a formação didático-pedagógica dos docentes, 1993 (mimeo). Apud: Batista (1998).

Castanho ME. Pesquisa em pedagogia universitária. In Cunha MI (org.). Reflexões e práticas em pedagogia universitária. Campinas: Papirus; 2007.

Demo Pedro. Professor do futuro e reconstrução do conhecimento. 6ª ed. Petrópolis: Vozes; 2009.

Gordan PA. Currículos inovadores: o desafio da inserção docente. In Batista NA, Batista SH. Docência em saúde: temas e experiências. São Paulo: Editora Senac; 2004.

Madeira MC. Sou professor universitário; e agora? 2ª ed., São Paulo: Sarvier; 2010.

Moretto VP. Planejamento: planejando a educação para o desenvolvimento de competências. 5ª ed. Petrópolis: Vozes; 2010.

Zabalza MA. O ensino universitário: seus cenários e seus protagonistas. Porto Alegre: Artmed; 2004.

5. Formação docente informal: cursos de curta duração, residência pedagógica, bolsa de ensino e grupos de apoio mútuo

> Por que os novos professores não se dispõem a aprender a ensinar de modo diferente de como foram ensinados por seus antigos mestres? Por que repetir o que o velho fazia?
> Onde está a autenticidade; por que não arriscar e mudar?
>
> **(do autor)**

Se empresas comerciais, industriais, de saúde, de administração etc. promovem treinamentos de seus funcionários, visando à excelência e à produtividade no trabalho, por que então as empresas educacionais, públicas e privadas, também não promovem treinamento e atualização de seus docentes, visando à excelência e à produtividade no trabalho docente?

Empreendimentos existentes

Algumas universidades ou centros universitários oferecem cursos de pós-graduação *lato sensu* em Metodologia do Ensino Superior, geralmente para qualificar os próprios professores (Gil, 2008). Onde trabalho (Unitoledo/Araçatuba, SP) e em tantas outras cidades do centro-sul existem cursos de formação docente. Mas, isto já é também o caso de instituições de cidades menores e distantes dos grandes centros como a Facimed/Cacoal, RO, e a Unic/Tangará da Serra, MT, por exemplo.

Outras instituições de nível superior mantêm centros de apoio pedagógico e de tecnologia de ensino intramuros e abrem-se para outros meios de capacitação docente, como a promoção frequente de seminários, cursos, palestras etc.

A Unifesp – Universidade Federal de São Paulo – mantém o Centro de Desenvolvimento do Ensino Superior em Saúde (Cedess), com atividades de formação docente dirigidas a seus pós-graduandos e docentes de graduação de diferentes cursos da área da saúde, constituindo o curso de especialização Educação em Saúde, com a carga horária de 400 horas anuais (Batista et al., 2004).

Há ainda aquelas faculdades que preferem formar grupos de cooperação mútua para estudo, pesquisa (se for o caso) e treinamento em didática. A ideia é cada um compartilhar e discutir sua prática e a reflexão sobre a prática com o grupo. Vários exemplos podem ser lembrados, mas somente dois deles são citados mais abaixo.

A Unesp estende a todos seus docentes projetos de formação contínua, que antes eram desenvolvidos em pequenos grupos em algumas de suas unidades. Com o nome "Oficinas de estudos pedagógicos", realizam-se grandes seminários para refletir sobre a prática pedagógica na sala de aula, com o objetivo de aquisição de conhecimentos e habilidades (Pinho et al., 2008).

A Abem – Associação Brasileira de Ensino Médico, a Aben – Associação Brasileira de Ensino em Enfermagem e a Abeno – Associação Brasileira de Ensino Odontológico, entre outras, promovem fóruns de discussão de temas educacionais em suas áreas.

Os benefícios resultantes dessas práticas são óbvios, tendo em vista o crescimento profissional.

Residência pedagógica

A primeira vez que tomei conhecimento da proposta de criação da residência pedagógica foi pela leitura da Folha de São Paulo, 05/11/2008, p. A3, em artigo assinado por Cláudia Costin. Sua ideia era dotar o professor do curso médio de um estágio com orientação adequada, em parceria entre as universidades e as redes municipais e estaduais de educação.

Proposição similar é o "estágio pedagógico", no qual um tutor qualificado dá assessoria (do latim, "sentar junto a") ao professor que vai iniciar a docência, como uma atividade preparatória (Lowman, 2007).

Estas proposituras inspiraram-me a sugerir a institucionalização de uma "residência pedagógica" para docentes do ensino superior, tal como o que já ocorre com a carreira médica e também com a odontológica, esta pelo menos na área de Cirurgia.

Ora, a residência médica é feita em locais de excelência, nos quais existe corpo médico de alta qualidade, equipamentos de ponta, enfim, ambientes onde o residente encontra todas as condições para sua educação continuada.

Da mesma forma, a residência pedagógica iria requerer um centro de ótimo ensino ("centro de excelência"), com bom corpo docente, possivelmente reforçado por especialistas em educação.

Os próprios cursos se encarregariam de definir que localidades seriam essas e catalogá-las. Não é difícil indicar um curso congênere que mantenha um bom ensino ou que se encarregue de completar o que falta para poder oferecer estágio de aperfeiçoamento aos colegas de outros lugares. Dois ou mais cursos poderiam se unir para chegar às melhores condições.

Para melhorar ainda, essas instituições de elevado nível de ensino deveriam manter "núcleos de apoio pedagógico" ou "centros de atendimento ao ensino", como costumam ser chamados. São unidades auxiliares, compostas por um número variável de profissionais da educação, que se dispõem a atender o professor e também o aluno nas suas necessidades relacionadas com o ensino e a aprendizagem.

A Capes e as faculdades de Educação também poderiam colaborar.

Bolsa de ensino para programas de aperfeiçoamento

Ainda em relação à residência pedagógica, as faculdades teriam a obrigação de facilitar o deslocamento do docente para a cidade em que a programação fosse cumprida e de conceder-lhe uma "bolsa de docência" ou "bolsa de ensino" (a designação que se queira dar, posto que exista) para cobrir despesas, parcial ou totalmente. A Capes, que cuida do aperfeiçoamento do pessoal de ensino superior, também deveria estar presente nessa ação de fomento ao ensino. Colaboração similar seria esperada de outras instituições ligadas à Educação, incluindo o próprio MEC.

A falta de atenção que se vê hoje em relação ao professor iniciante seria corrigida com esse apoio.

Ao término do estágio, tanto o próprio professor beneficiado quanto o responsável pela residência poderiam instituir algum tipo de avaliação para analisar o que fora realizado e medir seus efeitos. E, a partir daí, tomar decisões para melhorar sempre esse trabalho de promoção docente.

Grupos de apoio mútuo

Há ainda pessoas que preferem formar grupos de cooperação mútua para estudo e debater o ensino de maneira interativa. Imbernón (2009) dedica o capítulo 9 de seu livro a este assunto e lembra que a participação de "um grupo de professores que intercambiam, refletem e aprendem mutuamente sobre sua prática" pode ser presencial ou virtual.

Dentro dessa cultura de cooperação entre colegas, eu próprio já participei de grupos informais de estudos pedagógicos, de intercâmbio de ideias e de experiências docentes para aprimorar o ensino. Um deles, descrito no livro anterior (Madeira, 2010), tinha a participação de especialistas em educação, que orientavam as ações e transmitiam segurança ao grupo. Vigorou durante vários anos em unidades da Unesp. O outro é resumidamente exposto abaixo.

Desde setembro de 2002, reúne-se mensalmente na Univag/Várzea Grande, MT, um grupo informal de docentes, para debater, durante três horas, questões ligadas ao ensino. O propósito inicial era oferecer apoio pedagógico aos professores novatos, mas, com o passar do tempo, colegas experientes passaram a integrar o grupo e a narrar suas experiências docentes bem-sucedidas, a fim de socializá-las. Surgiu assim esse ambiente interativo para troca de ideias, que permanece até hoje. Paralelamente, são estudadas estratégias de ensino, de acordo com propostas que emergem do próprio grupo.

Opiniões semelhantes

Para exercer bem o magistério, o professor deve estar atento e aberto para mudanças em seu trabalho. Como o bom trabalho do professor depende dele mesmo, é ele quem deve planejar essas mudanças. Esse planejamento já é o início de um processo de amadurecimento e crescimento do próprio professor. Essas iniciativas de transformação são características de todos os profissionais que prezam o que fazem.

O apoio que dou a essa iniciativa, bem como as sugestões aqui emitidas, correspondem à própria opinião de vários professores, dentre os quais destaco Tapia e Fita (2006) e Demo (2009). Os primeiros são da opinião que "as equipes de professores deveriam ter núcleos de formação permanente"; para um trabalho em comum, o intercâmbio de conhecimento e experiências, a reflexão conjunta e sistemática e a pesquisa deveriam contribuir para realizar a partir da escola a formação permanente dos educadores. O segundo insiste na necessidade permanente de recapacitação dos professores, ou seja, continuar estudando como estratégia de renovação constante da profissão, alimento incessante do saber pensar. "É crucial romper o vício de que o professor ensina e o aluno aprende, do que segue que o professor já não lê, estuda, escreve", diz ele. Na página 66, dá um modelo de curso de capacitação de seis dias a cada semestre.

Conteúdo programático

Por óbvio, os cursos mencionados, a residência, os programas informais, todos têm por objetivo proporcionar meios para a capacitação docente e, por força do proposto, o conteúdo será específico. Todavia, advirto que, como é sabido, práticas ilícitas ou fraudulentas permeiam as organizações nacionais e a universidade não está isenta dos problemas de má-fé. Assim sendo, os cursos de formação de professores devem optar pela imediata inclusão, em seu conteúdo programático, de assuntos voltados para a valorização da moral e o combate ao ilícito. Devem entremear os assuntos com abordagens concernentes à ética, acima de tudo da própria ética. É a resolução de proporcionar ao futuro professor formação equilibrada e integral, qual seja metodológica e moral. Técnica e moralidade juntas.

Referências bibliográficas

Batista NA, Batista SH, Seiffert OMLB, Sonzogno MC et al. A especialização como espaço de formação docente em saúde no Cedess/Unifesp: um enfoque problematizador. In Batista NA, Batista SH. Docência em saúde: temas e experiências. São Paulo: Editora Senac; 2004.

Demo P. Professor do futuro e reconstrução do conhecimento. 6ª ed. Petrópolis: Vozes; 2009.

Gil AC. Didática do ensino superior. 3ª reimpressão. São Paulo: Atlas; 2008.

Imbernón F. Formação permanente do professorado: novas tendências. São Paulo: Cortez; 2009.

Lowman J. Dominando as técnicas de ensino. 2ª ed. São Paulo: Atlas; 2007.

Madeira MC. Sou professor universitário; e agora? 2ª ed. São Paulo: Sarvier; 2010.

Pinho SZ et al. Oficina de estudos pedagógicos: uma proposta de formação contínua para professores universitários. In Pinho SZ. Oficinas de estudos pedagógicos: reflexões sobre a prática do ensino superior. São Paulo: Cultura Acadêmica: UNESP; 2008.

Tapia JA, Fita EC. A motivação em sala de aula. 7ª ed. São Paulo: Loyola; 2006.

6. Projeto de melhoria da prática pedagógica, subsidiado por entidades de classe

"Projeto = lançar-se para diante; analisar o passado, não para criticá-lo, mas como ponto de partida para ir além dele" (Almeida, 2010).

"Projeto é uma ação desencadeada dentro de um período de tempo determinado, geralmente para criar algo que não existia antes" (Gandin, 2010).

"Projetar é relacionar-se com o futuro, é começar a fazê-lo. E só há um momento de fazer o futuro – no presente. O futuro é o que viveremos como presente quando ele chegar" (Rios, 2010).

Introdução

As associações ou entidades de classe e sociedades representativas de profissões e especialidades postulam um ensino de boa qualidade em suas áreas. Só postular não basta, é preciso operar. Devem, portanto, disponibilizar apoio pedagógico aos docentes.

Minha ideia é a de propor um projeto que contenha um programa de assistência, que vise ao crescimento qualitativo técnico-pedagógico do professor e também à melhoria do ensino como um todo.

Como a Educação se funda em três domínios – cognitivo, afetivo e psicomotor –, é razoável que a proposta contemple todos os três, com divisão de atividades em dois setores: o cognitivo-afetivo e o psicomotor-afetivo. Explico. O cognitivo é a própria ciência, o embasamento teórico, a pesquisa científica, a tecnologia, fragmentado nos seguintes aspectos pedagógicos: conhecimento, compreensão, aplicação, síntese, análise e avaliação. A relevância do aspecto afetivo, aliado ao cognitivo, não pode ser negligenciada. Ambos os aspectos devem evoluir de mãos dadas. O psicomotor é a metodologia prática, a teoria aplicada, a resolução de casos. Aqui também o afetivo deve estar fortemente conjugado.

A metodologia do ensino desses três domínios, âmbito da Educação, nem sempre é bem desenvolvida nas escolas. Há dificuldades no emprego de métodos e técnicas, há distorções, há desconhecimento, há inexperiência e, mesmo que não haja nada disso, há sempre um percentual de aprimoramento que pode ser alcançado.

Condição básica

A viabilidade da proposta requer como pré-requisito a criação de uma "Comissão de Ensino" ou equivalente, dentro da sociedade ou associação. Os membros devem ser de origens diversas quanto às especialidades a que pertençam e quanto à procedência, com formação de além-graduação, porém disponíveis e experientes em Educação, como requisito básico.

A Comissão de Ensino irá gestar os projetos, em consonância com a Diretoria Executiva, e indicar os membros das equipes que irão a campo para sugerir aos colegas menos experientes meios de conduzir a tarefa de bem ensinar.

Ação

Esses colegas constituiriam uma equipe para atuar com propostas de cunho didático-pedagógico, a ocupar a maior parte de seu tempo com seminários sobre o trabalho docente, do ponto de vista cognitivo, mas dedicando também um tempo ainda que menor à mesma ação docente, do ponto de vista afetivo. Ciência com humanismo.

Outro grupo da equipe abordaria o ensino técnico da prática (psicomotor), com propostas pedagógicas úteis e até certo ponto inovadoras, sem deixar de lado também o aspecto afetivo. Técnica com humanismo.

A sociedade de classe deveria, realmente, chegar até as bases para tratar do que interessa mesmo: como, quando, por que, para quê, para quem ensinar e os meios possíveis e disponíveis para tal. Atingiria dessa forma o professor em seu local de trabalho, dando-lhe um atendimento grupal ou individual. Além (ou em substituição) da atividade presencial, poderia ser planejado outro tipo de atividade por meio de filmes, publicações ou *on line*.

Nesse trabalho, maior atenção seria dada ao professor iniciante porque nele estão as maiores esperanças da melhoria do ensino. Coloquemos reparo nas seguintes palavras: "...ninguém melhor que o professor iniciante para dar a largada, uma vez que possui uma carreira inteira pela frente, muitos ideais a serem conquistados e muita energia para investir (...) a etapa inicial do professor é a etapa dos sonhos, do desejo de saber fazer: desejo de se realizar profissionalmente, de acertar, de mudar, de aprender a aprender e de investir em seu fazer pedagógico. É uma etapa repleta de possibilidades de alterar a formação inicial" (Martins, 2006).

A complementação desse trabalho poderá ser o incentivo à formação de grupos de apoio mútuo para estudo e treinamento em didática (sob a supervisão da entidade de classe ou não). Entre as ações dos grupos devem figurar a reflexão sobre a prática, o compartilhamento de ideias e de experiências docentes, porque é importante conhecer o pensamento e o trabalho do outro, que poderá ser importante modelo a ser testado. Finalmente, é bom recomendar que haja a participação de especialistas em educação e que sejam convidados palestrantes (a própria entidade pode entrar em ambos os casos), com frequência.

Implementação

A implementação da proposta deverá acontecer após as fases organizacionais:

1ª fase – elaboração do projeto próprio, com suas especificidades;

2ª fase – discussão do projeto dentro do núcleo duro da entidade, que poderá levar a uma destas três decisões: rejeição; modificação; aceitação da proposta;

3ª fase – convocação de possíveis colaboradores para a apresentação da proposta e sua rediscussão, agora à busca de detalhes, e a indicação de novos colaboradores indispensáveis;

4ª fase – estudo e treinamento dos colaboradores para se prepararem para a missão de campo;

5ª fase – produção e reprodução de material didático;

6ª fase – sondagem dos extremos, isto é, locais (cursos) de excelência e locais de carência mapeados pela instituição, para a realização de dois tipos de trabalho: 1) os centros de excelência podem participar do trabalho com a colaboração de seus próprios docentes e de suas instalações, podendo vir a ser locais de estágio e treinamento permanente, principalmente de professores iniciantes; 2) os centros carentes serão visitados para um trabalho "mais pesado" de reciclagem e atualização, voltado para um ensino moderno e de melhor qualidade;

7ª fase – divulgação da pretensão e análise da receptividade;

8ª fase – havendo boa receptividade, abrir inscrições às faculdades interessadas no trabalho da instituição; não havendo receptividade, abortar o projeto;

9ª fase – realização do trabalho, com coleta de dados informativos para municiar uma posterior avaliação;

10ª fase – avaliação do projeto, tendo em vista a apreciação dos dados informativos.

Justificativa do projeto

As associações constituídas para acompanhar e zelar pelo ensino das profissões no Brasil têm o dever, durante o acompanhamento, de detectar o que vai bem e o que não vai bem nesse ensino, sugerindo meios para o seu aprimoramento. Para tal, falar de cima para baixo, com recomendações a distância, sejam eles gerais ou específicas, parece ser uma medida inócua. Melhor é estar presente nas bases, no foco dos problemas, convivendo com os protagonistas, conhecendo de perto as circunstâncias e ajudando os colegas locais nas soluções dos problemas.

Certamente, esse apoio será bem-vindo. A ação deverá ser impessoal e sem interferências ostensivas.

Nos locais em que o ensino ocorre de modo favorável, sem problemas, ainda assim há como colaborar. Além de se confraternizarem com os colegas, oferecendo um reforço positivo, que incrementa a autoestima das pessoas e o entusiasmo pela causa, os colaboradores poderão fomentar discussões para identificar pontos a serem atacados para a melhoria. Se já está bom, que fique ótimo. Se estiver ótimo, que fique excelente. E se estiver excelente, que o trabalho realizado seja socializado. Assim se conjuga o verbo compartilhar.

Para isso, todos os professores são convidados: novatos e veteranos. Estes, mesmo que já estejam estabelecidos profissionalmente ou em fim de carreira, não devem ser excluídos por que também têm seus anseios e o caminho para o trabalho com eles é a reflexão sobre sua própria prática.

Visitas a instituições não constituem novidade para algumas associações. Nos primeiros anos deste século, equipes de especialistas da Abeno – Associação Brasileira de Ensino Odontológico – dividiram conhecimento com grupos de colegas professores durante os seminários sobre "currículo", "projeto pedagógico" e "diretrizes curriculares".

Modo de ação

É claro que o trabalho a ser realizado não incluirá receitas específicas para cada caso – a didática é flexível e não impõe prescrições exclusivas – nem também padronização total de procedimentos de ação. Os interesses da região onde está implantada a instituição, bem como as idiossincrasias existentes em seu curso, devem ser respeitados.

Tratando-se de melhoria do ensino a partir da melhoria da conduta profissional do professor, a ideia é explorar as muitas opções didáticas que deverão ser usadas alternativamente. A ideia é esta, sim: sair do ramerrão da técnica de ensino exclusiva e avançar por outras técnicas que também levam ao aprendizado.

A contribuição, neste caso, será a de alertar para a diversidade de ações docentes, apresentar algumas delas de acordo com o desejo ou com as necessidades dos envolvidos, oferecer fundamentações pedagógicas teóricas, recorrer à exemplificação e executar na prática (treinamento em serviço).

Antes de o projeto ser colocado em prática, outros detalhes serão lembrados e pesados para se chegar a um trabalho verdadeiramente utilitário e prático, o menos empírico possível.

Outras providências

Ainda que os próprios associados da entidade ou sociedade que representam uma classe possam dar conta do recado, é recomendável que esse trabalho receba a assessoria de pedagogos. A inclusão de profissionais especialistas em Educação para nos acolitar e subsidiar nossas iniciativas será bem-vinda. Eles estarão sempre nos lembrando e cobrando as fundamentações pedagógicas de nossas ações. A assessoria pedagógica tanto poderia estar presente no treinamento dos agentes quanto na ação diretamente nas bases, ajudando no trabalho específico com os docentes das faculdades.

Outra providência necessária é a catalogação de "centros de excelência" que deverão ser disponibilizados para receber estagiários, os quais farão a escolha ante uma relação de nomes. Lá serão feitos estágios de observação por algum tempo (uma espécie de curta residência pedagógica) em uma disciplina congênere, que seja bem organizada e tenha bom corpo docente. Para maior aproveitamento do estágio, o professor visitante deverá receber algum tipo de treinamento e não ficar apenas na pura observação.

Nesta fase de preparação, o docente deve explorar ao máximo suas possibilidades, permutar ideias com colegas, entrar em contato com técnicas variadas de ensino, gravar em áudio ou filme suas aulas para reconhecer defeitos e corrigi-los, treinar o uso do quadro para escrever e desenhar, interessar-se por tecnologia educacional, preparar material audiovisual e outras providências mais. A faculdade de origem deve cobrir despesas do docente se o estágio for programado em outra cidade. É uma forma de apoiar todo o projeto em avanço e o docente em particular.

O trabalho do grupo da entidade, em contato com os colegas dos vários cursos, deverá ser completado com a recomendação de formação de grupos de apoio mútuo que vise ao aprimoramento da prática pedagógica, sob a supervisão da própria entidade, conforme já foi mencionado.

Finalmente, por indicação ou sugestão da entidade, as faculdades devem proporcionar meios para a capacitação docente, com "núcleos de apoio pedagógico" e de "tecnologia de ensino", intramuros, e promoção frequente de seminários, cursos, palestras, oficinas. Esta é uma das formas de envolvimento do docente, ou seja, a participação em atividades que ensejam encontros e reencontros, intercâmbios e confraternização, como nos ambientes de congressos, cursos, seminários e outros.

Os benefícios resultantes desta prática são óbvios, tendo em vista o crescimento profissional.

Referências bibliográficas

Almeida LR. Ensino noturno: memórias de uma experiência. São Paulo: Loyola; 2010.

Gandin D. Planejamento como prática educativa. 18ª ed. São Paulo: Loyola; 2010.

Martins SAF. Na trilha do texto: o professor iniciante. In Araujo DAC (org.). Pesquisa em educação: concepções, trajetórias e memórias. Campo Grande: Editora Uniderp; 2006.

Rios TA. Ética e competência. 19ª ed. São Paulo: Cortez; 2010.

7. Razões para o aprimoramento pedagógico

> Por que professores são conhecidos como bons professores?
> Por que ensinam bem ou por que formam bons profissionais?
> Qual dos dois em primeiro lugar?
>
> **(do autor)**

O homem vive em permanente desejo de progredir; não é próprio dele conformar-se com a mediocridade. Como também não é próprio do professor, especificamente, renunciar ao desenvolvimento de suas habilidades. Há muitas vantagens em se buscar constante melhoria do trabalho docente, tais como estas.

Razões ou vantagens

De fora para dentro – ser respeitado pelo que faz; ser reconhecido pelo *status* de bom professor, ganhando com isto admiração da sociedade e, particularmente, dos colegas e alunos, para os quais será um bom exemplo. O mesmo sentimento reina na própria família, que lhe dedica (ou passa a dedicar) respeito e orgulho; orgulho, no sentido de amor-próprio, brio, diferente do sentido de vaidade, que é igual à ostentação.

De dentro para fora – aumentar a autoestima e viver com um sentimento de vencedor. Sentir-se valorizado, como comprova o constante reforço positivo que recebe dos outros. Isto o faz ficar em paz consigo mesmo e lhe proporciona uma agradável sensação do dever cumprido. Sabendo que realiza bem sua função profissional e se aprimora sempre, sente-se bem ao entender que avançando ajuda a sociedade a progredir.

Na escola/razões profissionais – ser contratado em tempo integral ou cumprir horários alternativos e/ou especiais e outros privilégios reservados aos indispensáveis. Ter maiores chances de ocupar cargos elevados ou desempenhar funções diferenciadas, como na área da gestão administrativa ou acadêmica, por exemplo. Receber propostas de trabalho em universidades mais bem conceituadas. Ter maior possibilidade de obtenção de bolsa de estudo e de pesquisa. Atrair os estudantes mais talentosos para seu departamento ou disciplina. "Transitar entre vários campos do saber com certa segurança e tranquilidade" (Silva, 2011).

O lado imediatista/razões pecuniárias – receber, frequentemente, ofertas de trabalho e poder escolher onde trabalhar. Ser disputado pelas faculdades depois da aposentadoria, com novo contrato de trabalho. Ficar sempre fora de listas de corte de docentes, se o critério da demissão incluir a competência e a dedicação ao trabalho. Receber promoção profissional baseada na qualidade da docência, aumentando assim sua posição e sua remuneração.

Razões ético-transcendentais – essas razões mais nobres (que vão além, que transcendem do sujeito para algo fora dele) estão ligadas à consciência de que é importante oferecer um bom exemplo de comportamento e de trabalho às pessoas e que progredindo acompanha o desenvolvimento geral e colabora melhor com a sociedade.

Mas, assim como há vantagens pode haver também algumas possíveis desvantagens ou prejuízos.

Desvantagens

Sentimentos negativos – despertar inveja nos colegas e ser alvo de pensamentos contrários e até de tramas destruidoras. Ser muito elogiado pode gerar dependência ao elogio, a ponto de deflagrar uma reação negativa quando esse tipo de recompensa ou atenção não acontece. A autoestima também pode gerar dependência e pode ser o início da instalação de uma forma de orgulho que nada tem a ver com a forma positiva de brio ou amor-próprio, mas com a forma negativa de vaidade (e vaidade é começo de queda).

A queda – se ocorrer será de patamar elevado e o prejuízo será maior. Se não se cuidar profissionalmente, já não estará bom professor por que aquela sua condição de bom professor, que foi preservada por um tempo, não é um rótulo permanente.

O bom professor precisa estar atento em relação às suas atitudes. Se por um lado ele é admirado e respeitado, por outro, é sempre vigiado. Qualquer deslize que cometa será notado.

Evitar que os prejuízos acima citados o alcance deve ser uma de suas preocupações. Consegue-se isso com bom trabalho e com boa relação com os colegas, que inclua grande transparência nas atitudes, disposição de colaboração e ajuda e de trabalho conjunto. Esta inflexível aspiração de valorizar o sentido de coletividade desestimula os sentimentos de inveja e de ciúme.

Livrando-se de vaidades

Inveja e ciúme de um lado e vaidade do outro. Vaidade é o pior dos vícios, dizia Flávio Gikovate. Não essa pontinha de vaidade que todo mundo tem, mas o vício forte, arraigado, que arruína a pessoa. Se você se acha bom no que faz, começa a se orgulhar muito disso e espera elogios, já está se impregnando. Êta vaidadezinha marota que começa a se infiltrar. Pode parar enquanto é tempo.

Mesmo sendo bom no que faz, está longe de ser gênio. Mas, se realmente tiver alguns lampejos de genialidade, não creia que é cheio de inspiração, um dom que cai do céu e que nem precisa se esforçar para criar. Esforce-se e aí, talvez, consiga um prêmio Nobel. Picasso dizia: "que a inspiração o pegue trabalhando".

Os circunstantes afastam-se do vaidoso, a ponto de deixá-lo só com seu espelho. Vaidade leva à derrocada na certa.

Clarice Lispector orgulhava-se muito de não ter vaidades e terminou por achar esse seu sentimento tão forte que pedia a Deus que a livrasse dessa vaidade de não ser vaidosa.

Professores gestores

Foi dito mais atrás que uma das vantagens profissionais do crescimento do professor é ocupar funções diferenciadas no setor administrativo da instituição. Tapia e Fita (2006) comentam sobre essa possibilidade: "muitos bons professores, quando alcançam um alto nível de competência, deixam de sê-lo, transformando-se em gestores, diretores, administradores ou assumindo qualquer outro tipo de ocupação que os vai afastando do trabalho docente e do contato com os alunos".

Esta é a realidade. Professores cultos, confiáveis, flexíveis, adaptáveis às situações e capazes de unir competências acadêmicas e administrativas são procurados para cargos de gestão.

Contrassenso é o termo apropriado para isso? Pode não chegar a ser um grande absurdo, mas pelo menos contrassenso não deixa de ser. Depois de se aperfeiçoar a ponto de alcançar um elevado nível docente, vai para uma função não docente!

Referências bibliográficas

Silva RMA. Saberes docentes: o que observam os alunos?; 2011.

Tapia JA, Fita EC. A motivação em sala de aula. 7ª ed. São Paulo: Loyola; 2006.

8. O bom professor que você é ou gostaria de ser

"Aquele que tropeça e não cai dá um grande passo."

Cícero

As biografias de grandes cientistas, artistas e educadores revelam que eles foram (são, se estiverem vivos) donos de vasta cultura e de posições político-filosóficas marcantes. Não se notabilizaram apenas pelas suas pesquisas, pelas suas obras artísticas ou pelo seu trabalho em educação. Mais que isso, influenciaram o pensamento e o conhecimento da época.

Talvez você não venha a ser um pensador a quem caiba exercer influência no conhecimento desta época; talvez sua postura e sua opinião não passem a mobilizar facções ou grupos sociais; talvez não seja lembrado amanhã como importante educador brasileiro, digno representante de alguma teoria ou corrente pedagógica ou eminente professor conhecido por suas aulas soberbas e ensinamentos marcantes.

Mas você pode tentar.

Exemplo

Lembro-me bem das pretensões (exageradas, achava eu) de um colega recém-formado em relação a seu futuro. Adoraria ser Presidente da República, mas se contentaria com um cargo menor. Não era por vaidade ou por delírio, mas por acreditar em seu potencial intelectual (admirável), seu esforço (enorme) e sua disposição ao trabalho (muito grande) e, mais, pelo nobre desejo de defender a sociedade. Depois disso, ele se atacou na sua formação de além-graduação, fez uma carreira brilhante, foi professor-convidado na França e hoje ainda não chegou à Presidência, mas chegou a reitor de uma universidade na Califórnia. Seu nome é Keith E. Alley.

Fica aí o exemplo de quem alia ideal e aspiração educa-se pra valer, ganha erudição, trabalha com vontade e entusiasmo e se coloca à disposição para participar do progresso da comunidade.

Mas vamos ao começo. Como professor iniciante ele e tantos outros que conheço nunca fugiam do trabalho, atendiam bem os alunos, tinham postura independente, não obedeciam cegamente a ninguém e não adulavam seus superiores para subir na vida.

Aplicação do exemplo

O futuro professor – transpondo todos essas circunstâncias para o presente, e pensando em você, leitor amigo, que ainda é, digamos, estudante, mas que já consultou seu íntimo e julga que sua vocação seja a docência, precisamos conversar sobre isso.

De acordo com Sousa (2010), "vocação, que vem de *vocatio* = chamamento, é o conjunto das tendências e desejos que temos dentro de nós e que nos dispomos a realizar, movidos por certos apelos ou chamamentos". Diz ele ainda que todos têm muitas vocações, que podem realizar-se ou não.

Então, como já tem a meta de tornar-se professor universitário, precisa assumir a ideia e revelar aos outros. Desejar sem declarar não é o melhor, pois não há o que esconder. Já disse isto para alguém e a resposta foi: "tenho vergonha de divulgar; podem achar a pretensão absurda". Ora, se lhe disserem que sua pretensão é absurda, isso servirá para buscar as causas do equívoco e repensar a ideia. É mais provável que não o contradigam e o apóiem. E esse primeiro apoio será um *feedback* fundamental, principalmente se vier de um de seus professores.

Outros, da mesma forma, inseguros, julgam estar pensando grande demais e que revelar a aspiração seria falta de humildade. Pois eu digo que esses pretensos humildes se calam e se fecham, o tempo passa e acabam perdendo a oportunidade.

Então, é isso: importa contar sua intenção para as pessoas e começar a se preparar para alcançar o desiderato. Aproveitar bem as oportunidades que por certo ocorrerão e que lhe farão crescer. Chegar lá por seus méritos e nunca por favores decorrentes de bajulação.

O professor estreante – agora imaginemos você que esteja se iniciando na carreira docente, o que me ocorre dizer é que ao escolher os valores e ideais que nortearão sua vida, permito-me apontar, para sua consideração, o valor solidariedade ou o convívio solidário com os colegas. Uma digna escolha que lhe permitirá viver bem em grupo, trabalhar em equipe, ser ajudado porque costumará ajudar, ser valorizado como pessoa e ganhar respeito como colega.

Ser solidário não significa concordar sempre, apoiar incondicionalmente, negar sua posição para agradar a outrem. Sua postura tem de ser inabalável. É preciso defender seu ponto de vista com argumentos, discutir em voz alta e até partir para algo mais acirrado também faz parte porque é natural a pessoa autêntica se inflamar e brigar na defesa de seus ideais. Depois passa. "O hidrogênio é inflamável, o oxigênio também; mas, quando unidos, formam a água, de propriedades, praticamente, antagônicas" (é de Norberto Keppe esta frase).

Decisão importante: a busca pelo melhor

Ao construir seu caminho e desenvolver suas habilidades na docência, deve o professor iniciante partir para a autorreflexão, antes da tomada das decisões.

E, a par disso, ter posição política e visão filosófica definida. Nunca se omitir e opinar sempre com base em sua crença e seus valores, escolhidos por reflexão e não apaixonadamente como se escolhe um time para torcer. Ser autêntico e fiel a seus princípios e dar contínuos exemplos educativos de atitudes éticas confirmam os bons valores que escolheu para modelo de vida. Alguns professores de cultura pobre e atitudes vacilantes dão exemplos deseducativos.

A posição política, cultura, erudição e comportamento cidadão valem mais que títulos e honrarias. Levar para a sala de aula tudo isso arrasta os alunos a contemplá-lo como um modelo de pessoa. Um paradigma admirável, numa terra carente de bons valores e de bons exemplos, porém perfeitamente atingível.

Resumo: não é só dar aulas; é falar da vida e o que ela interessa. Não é um percurso fácil, nem sei se você está no início, meio ou no final dele. Mas vale a pena percorrê-lo por inteiro, não se conformar com a mediocridade e alcançar uma condição compatível com o destaque profissional. As boas razões disso foram consideradas no capítulo anterior.

Enquete: ser bom professor

Em publicação anterior (Madeira, 2010) apresentei resultados de uma enquete com alunos ingressantes sobre o motivo principal que normalmente é usado como argumento para se recomendar um curso superior a alguém que esteja se preparando para o vestibular. A grande maioria respondeu que o motivo principal são os "bons professores" do curso. E o resto é o resto.

Na sequência foi perguntado quais são as características de um bom professor. As respostas revelaram que a particularidade mais apreciada pelos alunos é o lado humano do professor, expressas com as seguintes palavras definidoras: "amigo", "sabe ouvir", "conselheiro", "paciente", "educado", "bem-humorado", "descontraído" e "que gosta do que faz".

Além do muito valorizado perfil humanista, a segunda resposta mais frequente da investigação tinha relação com o perfil técnico: "professor que se expressa com clareza", "competente", "criativo", "sábio", "moderno" e "motivador".

Em recente pesquisa com 96 alunos de Educação Física, Rueda e Silva (2010) estudaram a principal característica dos três primeiros professores classificados como melhores do curso naquele ano. Concluíram que ela é uma combinação de duas: o aspecto afetivo em relação aos alunos (bom relacionamento, interesse, compreensão, atenção, educação, paciência) e o aspecto técnico (insistência na aprendizagem e elevada exigência nas avaliações). Parece ser uma espécie de "amor-exigente": gosta do aluno, mas exige dele. É bonzinho com o aluno, mas dá-lhe uns trancos. Cobrança com ternura.

Em recente pesquisa, a mesma autora Silva (2011) refere-se ao "professor marcante", cujas características, na opinião de alunos pós-graduandos, são, entre outras, o fato de estar sempre aprendendo o novo e atualizando o velho; ter a capacidade de "materializar" o conteúdo, tornando-o real; de sair do espaço da sala de aula para ensinar; de fazer o aluno importante, elevando sua autoestima; e ter a disposição de acolher aqueles que apresentam problemas. Ao fazerem referência ao professor marcante, lembram ainda que "...sabedoria de um mestre não se limita ao campo cognitivo mas também aos valores agregados a ele".

Estes dados servirão a você como parâmetro do que é ser bom professor ou do grande professor que está adormecido dentro de você. Atente para esses dois lados em que homem e profissional se fundem: o técnico-pedagógico e o lado ético-relacional.

Pode ser surpresa para muitos o valor que alunos atribuem ao ético-relacional. É voz corrente que a boa docência se faz com domínio do conteúdo e boa didática. O resto seria supérfluo. Mas não é assim. O aspecto afetivo é primordial. É forçoso estabelecer na sala de aula uma atmosfera socioemocional cheia de humanismo para se exercer um ensino favorável à aprendizagem.

Isto se consegue com um bom relacionamento com os alunos e com atitudes éticas, afáveis e amistosas.

Professor multicultural

Tendo lido e concordado com os capítulos anteriores, incorporando as ideias ali contidas, você logo será um professor preocupado com sua formação, estudioso, competente, solidário, humano, destituído de vaidades e disponível.

Mas ainda existe algo mais a ser acrescentado para permanecer na condição de bom professor. Então é hora de perguntar: será que minha participação na educação dos alunos pode ser ampliada? O que corresponde à minha pergunta: você pode acrescentar no seu ensino mais cultura a seus alunos?

Se a resposta for positiva, talvez possa se interessar por temas transversais, como Ética, tema do Capítulo 1, Pedagogia ambiental, Cultura.

Essa pluralidade de abordagens é própria de um professor multicultural ("não daltônico cultural") que se encaixaria bem não em uma universidade, mas em uma "pluriversidade", como deveria ser.

Aceitando todas estas sugestões de ação, creio que não poderá mais ser denominado bom professor. Passará a ser chamado de ótimo professor.

Referências bibliográficas

Madeira MC. Sou professor universitário; e agora? 2ª ed. São Paulo: Sarvier; 2010.

Rueda FM, Silva RMA. Por que professores de excelência? Unitoledo: Trabalho de conclusão de curso de especialização em "formação docente"; 2010.

Silva RMA. Saberes docentes: o que observam os alunos? 2011.

Sousa ABR. Ética e cidadania na educação. São Paulo: Paulus; 2010.

SEGUNDA PARTE
PLANEJAMENTO EDUCACIONAL

9. O Plano de ensino da disciplina

> Se o projeto pedagógico tem seu componente político (projeto político-pedagógico); se o ensino não deixa de ser uma ação política; se os professores têm seu compromisso ideológico e não devem buscar neutralidade nesta dimensão durante sua ação docente; se o ensino deve estar compromissado com a transformação social, então por que são poucos os professores que incorporam estes aspectos em sua atuação? Por que todos os professores têm na sua prática uma abordagem técnica, muitos abordam a dimensão humana ou afetiva e somente poucos ou alguns têm sua prática comprometida com a realidade político-social?
>
> **(do autor)**

Cada curso tem seu projeto político-pedagógico, construído pelo próprio curso, na coletividade de seus protagonistas, ou seja, com a participação de todos. Como o curso faz parte de uma instituição maior, obviamente seu projeto pedagógico deverá estar de conformidade com os grandes objetivos dessa instituição. Não se pode pretender ou admitir dissonância.

O mesmo ocorre na relação projeto pedagógico-plano de ensino. Um é feito em consonância com o outro. O plano de ensino prevê todas as atividades a serem realizadas pela disciplina e, durante o ano, serve como um roteiro para o desenvolvimento dessas atividades. Sua elaboração é providenciada pelo professor responsável ou, de preferência, pelo conjunto dos professores da disciplina.

O projeto pedagógico e os planos de ensino são respeitados, frequentemente consultados e seguidos por todos.

Na prática não é sempre assim (mas deveria ser)

Apesar de o projeto pedagógico ser importante documento que serve de guia para a execução das atividades do curso, só foi instituído há alguns anos. O próprio planejamento de ensino das disciplinas não é exigência antiga.

No início, era comum as instituições fazerem consultas entre si para facilitar a elaboração do projeto pedagógico. Fazer uma cópia-adaptação do documento alheio era uma prática constante. O importante era ter o próprio documento completo. Se ele era fiel às intenções da escola, isto era outra coisa. Do ponto de vista burocrático, a exigência estava cumprida e, como não ia ser utilizado, ficava na gaveta ou depositado na prateleira.

Dessa maneira, aquilo que deveria ser uma construção coletiva, isto é, elaboração em conjunto pelos professores (e até alunos) do curso, não era. Quanto muito, era estabelecido por uma pequena comissão ou pelo coordenador do curso em trabalho solo. Eu próprio sou testemunha disso.

Não pense que hoje mudou muito. Gandin (2010) diz o seguinte: "Existe um relacionamento quase cômico entre a atividade de planejar e a de arquivar: as pessoas que se envolvem em planejamento ortodoxo no Brasil necessitam, rapidamente, de algumas lições de arquivística. Isso porque a maioria dos planos (filhos da burocracia) alcança, numa boa hipótese, um lugar respeitável no arquivo da instituição a que se ligam..." Conta ainda o autor que, durante um trabalho de planejamento, seu colega comentou: "Vamos trabalhar com muito cuidado, pois nós seremos os últimos a ler este plano".

Mas ponderemos: se o professor acha que planejamento é pura exigência tradicional burocrática e elabora apenas para se livrar dessa "desagradável" incumbência, está errado. Não custa se reunir com os colegas e dedicar alguns momentos à tarefa de compor o projeto pedagógico do curso ou simplesmente o plano de ensino da disciplina.

Convenhamos, se o professor atende (e acha natural) os pedidos de redação de planos ou projetos para a realização de uma pesquisa, de um fluxograma de atividades científicas, do programa a ser cumprido durante um estágio, uma bolsa de estudos, uma reforma administrativa, uma atividade de extensão, por que não atender ao pedido da feitura de um plano de ministração de um curso semestral ou anual? Por que não se costuma queixar também da cobrança dos projetos não pedagógicos e dos inúmeros relatórios científicos, administrativos e de atendimento à comunidade?

Pelo menos, cumprido o planejamento de ensino, relatórios de cursos dados não são solicitados!

Outra coisa: se o professor quer redigir um plano de ensino distante das pretensões do curso, não haverá coerência. O curso é maior e o professor será o incoerente. Se ele não concorda com a política do curso e já tentou mudá-la com sua influência e suas propostas, então que se demita. Plano de ensino anômalo devido à inconsistência e à falta de integração contribui para a desintegração do curso. Ou é articulado com ele ou não é; e se não for, não pode existir.

Início de carreira

As barreiras que o novato encara não se restringem à prática na sala de aula. Antes mesmo da primeira aula, começa a lidar com algo que desconhece e que tem de levar em consideração: o entendimento do projeto pedagógico. Para muitos é mera peça burocrática, mas é a partir dele que são redigidos os objetivos da disciplina, juntamente com o conteúdo programático, ementa, a metodologia do ensino e da avaliação e a bibliografia, que fazem parte do plano de ensino a ser apresentado antes do início do curso (Madeira, 2010).

Acompanhei diversos colegas em início de carreira; era pensamento de vários deles que o docente se limitava a dar aulas na escola e corrigir provas em casa. Somente. Obrigações paralelas, nem pensar. Essa predisposição encaminhava o docente ao mau humor, mas como não havia jeito de não redigir o plano de ensino e não atender ao pedido da administração, ele redigia.

Muitos professores tarimbados viam, também, no solicitado, um formalismo dispensável. Tanto é que alguns entregavam seus planos, anualmente, com uma única modificação – a data.

Mas examinando com o olhar da sensatez, a exigência é acertada. O planejamento é uma carta de intenções que, uma vez seguida, servirá como guia para a tomada de decisões finais na condução do ensino. O que ensinar (conteúdo), como ensinar (estratégia), quando e para que ensinar estarão bem normatizados e determinados para acontecer na época prevista. O contrário disto tudo é improvisação, que revela amadorismo.

Nas aulas, belos e autênticos pensamentos educativos, não previstos, podem surgir espontaneamente da mente do educador, "como da flor o perfume", no dizer de Rubens Romanelli. Este tipo de improvisação, que até pode mudar o rumo da aula, entretanto, é benéfico e é próprio dos grandes mestres. É mais criatividade do que improvisação.

Aliás, Butt (2009) afirma que o plano de ensino "não deve ser seguido a todo custo se os eventos dentro da sala de aula indicarem que uma mudança de direção para você e seus alunos é aconselhável e justificável do ponto de vista educacional".

Uma boa ideia é fazer mudanças no plano de ensino, no decorrer das aulas. Faltas, excessos, falhas vão sendo corrigidos aos poucos, e adequações vão sendo feitas no avançar da disciplina, conforme sejam observados. Novas estratégias, conteúdos, tipos de avaliação a serem testados vão sendo gradativamente incorporados, na tentativa de melhorar o plano e torná-lo cada vez mais voltado para a índole e o estilo do professor, que vai criando assim sua própria didática.

Ao encerramento do ano letivo, o plano (modificado) a ser apresentado no ano seguinte estará reelaborado. Se deixar para fazer as correções e adaptações no início do outro ano letivo, terá esquecido as ideias de mudança que foi tendo antes.

Planejamento

Para Gandin (2010) e Moretto (2010), que escreveram sobre o tema em foco, suas definições são, respectivamente: "planejamento é a dinâmica do compreender, analisar, propor, prever etc., cujo produto será o plano de ensino, que contém a explicação de roteiros de partida e não necessariamente as condições de chegada" e "planejar é transformar a realidade numa direção escolhida, é explicitar os fundamentos da ação do grupo, é realizar um conjunto orgânico de ações, proposto para aproximar uma realidade de um ideal".

Interessante essa referência de não se ter certeza dos pontos de chegada, que é, segundo o autor, o encontro da previsibilidade com a surpresa. Mesmo estabelecendo claramente os objetivos, pode haver modificação do que foi planejado: as aulas podem ser replanejadas dentro de um processo natural de flexibilização, adotado para se adaptar a um novo contexto.

Interessante também a lembrança da aproximação da realidade com um ideal planejado que, transformada em perguntas seria assim: o que queremos alcançar? A que distância estamos daquilo que queremos alcançar? O que faremos para diminuir essa distância?

O plano de ensino, como documento de trabalho, "deve ser possível que seja executado por outro professor, no caso de uma eventualidade" (Butt, 2009).

Avaliação do que foi planejado e executado

Uma vez executado o plano de ensino, chega a hora da sua avaliação. O que queríamos alcançar foi realmente alcançado? Avaliar objetivos definidos com clareza não é difícil.

Alguns professores (entre eles eu) dão alta prioridade aos chamados objetivos essenciais, que correspondem ao núcleo duro do conteúdo. Correspondem ao mínimo indispensável para a aprovação dos alunos ou, como são chamados por Lowman (2007), "padrões mínimos ou objetivos que devem ser alcançados por todos".

Por serem os mais importantes devem, obrigatoriamente, ser priorizados no ensino e na avaliação, porque é preferível o estudo aprofundado dos tópicos mais importantes do que o enfoque superficial de todo o conteúdo programático. Sendo esses objetivos essenciais atingidos, e uma vez demonstrado isso na avaliação, fica garantido o avanço no curso. Caso contrário, reprovação na certa.

A avaliação do plano de ensino pode ser feita por etapas, durante o processo de execução, e também ao final do processo, na modalidade somativa. Ainda que se opte pela avaliação por etapas, escalonada, uma nova revisão final não fica dispensada. É bom que seja feita logo ao término da disciplina, quando as ações a serem reanalisadas ainda estão frescas na cabeça do professor. Fazendo-se em seguida as alterações, o plano pode passar as férias na gaveta e ser reapresentado nos primeiros dias de aula.

Outro tipo de avaliação pode ser feito com os egressos para se responder as seguintes perguntas; passado algum tempo, os objetivos foram realmente atingidos? O ensino foi bem programado e bem executado? O aprendizado foi incorporado e está sendo útil? Houve a aprendizagem esperada? Os profissionais estão bem preparados?

"O planejamento de aulas bem-sucedido está relacionado às avaliações das aulas anteriormente dadas". Nessa relação circular, as avaliações darão uma boa ideia "se as aulas foram eficazes" e do que "fazer em aulas futuras para garantir que a aprendizagem esteja efetivamente acontecendo" (Butt, 2009).

Elementos de um plano de ensino

O plano que irá guiá-lo no decorrer do curso será igualmente um guia para os alunos. Necessita, por conseguinte, ser real e conter a previsão de todas as atividades a serem realizadas e seus objetivos. São as seguintes:

1. Identificação dos objetivos da disciplina, articulados com os objetivos do curso, com destaque para os objetivos essenciais ou conhecimentos mínimos necessários e indispensáveis.
2. Seleção do conteúdo organizada em uma sequência lógica, do geral para o particular, com conexão entre suas partes; um cronograma de aulas pode fazer parte deste item.
3. Composição da ementa, que significa resumo, lembrança, descrição sucinta da disciplina.
4. Metodologia (estratégias e técnicas de ensino): após ter sido decidido para que ensinar e o que ensinar, o próximo passo é programar como ensinar.
5. Avaliação (ou critérios de avaliação), que é avaliação discente ou avaliação do rendimento escolar, dividida em avaliações formativas e somativas.
6. Bibliografia (básica e complementar).

Uma redação de 20 páginas, compostas de três capítulos (5. Planejamento de ensino; 6. Objetivos; 7. Modelo de plano de ensino), detalha o presente tema e pode ser encontrada em Madeira (2010).

Referências bibliográficas

Butt G. O planejamento de aulas bem-sucedidas. 2ª ed. São Paulo: SBS Editora; 2009.

Gandin D. Planejamento como prática educativa. 18ª ed. São Paulo: Loyola; 2010.

Lowman J. Dominando as técnicas de ensino. 2ª ed. São Paulo: Atlas; 2007.

Madeira MC. Sou professor universitário; e agora? 2ª ed. São Paulo: Sarvier; 2010.

Moretto VP. Planejamento: planejando a educação para o desenvolvimento de competências. 5ª ed. Petrópolis: Vozes; 2010.

10. Belas aulas

"A pesquisa acadêmica deve ser precisa, seja ela interessante ou não. Mas o ensino tem que ser interessante, mesmo que não seja 100% preciso".

Highet

Falar em aulas belas ao professor iniciante, que está começando a construir seu caminho, suas habilidades pedagógicas, seria algo como sofisticação. Pensar em transformar suas aulas modestas em outras verdadeiramente belas e atraentes é algo distante para quem ainda está preocupado com o domínio do conteúdo, tem um repertório metodológico curto e está buscando, quando muito consolidando, seu próprio estilo.

Todavia, passados os primeiros tempos e sem aquelas preocupações iniciais, introduzir esmero e refinamento já não é mais algo distante. Ao contrário, é factível e recomendável.

A beleza, como propriedade da aula, tem a ver com eficiência porque o assunto é mais bem aproveitado. Dar vivacidade à aula auxilia a compreensão do que é conveniente e proveitoso – é a aula que "faz bem", porque é "boa e bonita" (Rios, 2008).

O professor deve atinar com as formas da beleza que quer introduzir em sua classe de alunos. E se quiser pode ressaltar a beleza, casando-a com lances de alegria e entusiasmo.

Por conseguinte, uma aula ética e bem apresentada precisa ser também bela e alegre. "Decência e boniteza de mãos dadas", como dizia Paulo Freire.

Planejamento da aula

A introdução dessas variáveis que tornam a aula mais bela deve obedecer a um plano e não à simples improvisação, que pode trazer surpresas desagradáveis. Este capítulo foi colocado nesta segunda parte do livro ("Planejamento") não por acaso.

"O planejamento é essencial e deve ser fundamentado teoricamente. Isto significa que a autenticidade e a imaginação não são pressuposições vagas, meramente intuitivas. Elas precisam ajustar-se a uma metodologia que permita planejar o início, meio e fim da aula. O professor decide de que forma lidará com o conteúdo para atingir os objetivos e até mesmo os detalhes devem ser programados com antecipação. (...) O planejamento deve estar ligado à autenticidade de criar nossa prática de acordo com o nosso próprio estilo. O segredo de um bom trabalho docente é exatamente este: criar ou construir caminhos novos, mas com legitimidade, reflexão e com entusiasmo, sobretudo. No espaço de aula o professor e os alunos podem se relacionar como quiserem, podem rir juntos, podem cantar, mas a aula tem de ter uma organização" (Madeira, 2010).

Aulas bonitas, alegres e entusiásticas

Alegria e beleza são predicados que prenunciam aulas entusiásticas. O entusiasmo do professor significa bem-estar, júbilo, satisfação com o trabalho e contagia os alunos. Passa a ser um processo de incitação. Não há melhor alento para animar a aula e gerar a participação do aluno do que esse trio de qualidade do subtítulo acima, que deve ser exercido com muita espontaneidade.

Aulas vivas, luminosas, atraem e despertam interesse no aluno, que passa a participar efetivamente, não apenas com sua presença, mas também com sua atenção. "O fato é que se o professor não buscar criar alternativas para tornar o ensino uma atividade prazerosa (...) dificilmente conseguirá motivar seu alunado e transformar a indisciplina em interesse disciplinado para aprender mais e melhor" (Berto, 2003).

Professores entusiásticos, com suas belas aulas, são marcantes e nos inspiram. Seu sucesso, no lugar de causar inveja, serve-nos de exemplo a ser seguido, com a necessária adaptação ao estilo de cada um. Da parte desses professores virtuosos, certamente gostarão de compartilhar com os colegas suas formas de êxito.

Mas cabe aqui um alerta. Para evitar exageros de animação da aula e para não esbarrar no caricato, as aulas precisam ser, em princípio, bem planejadas.

Ridículo e exagero

Aquele que quer introduzir beleza e alegria em suas aulas precisa estar atento para não transformá-las em um *show* pirotécnico, cheias de "enfeites" e truques de animação, como se fosse uma brincadeira descompromissada. Esse exibicionismo é próprio do professor cenográfico, aquele que não ensina – só faz cena. Para evitar a platitude, há professores que forçam a condição entusiástica com mais cena, ao recorrer àquele entusiasmo fingido, cheio de estardalhaço e alarido.

Ora, o entusiasmo legítimo é apanágio daquele que gosta e vibra com seu trabalho e que se doa pela educação. O plano de aula tem como desígnio a aprendizagem e ajudar o aluno em sua tarefa de aprender é o intento maior. Interessa menos a agitação e mais o conteúdo da aula, a essência do tema.

O professor performático sabe disso e ensina enquanto faz cena. Esses que assim agem estão verdadeiramente interessados na aprendizagem, os que veem sua participação na educação dos estudantes como um ideal. Não esqueça o velho chavão: "quando trabalhamos com gosto e vontade, não trabalhamos; divertimo-nos!"

Por conseguinte, se a dinâmica instaurada na sala de aula for apenas atividade lúdica, sem o conteúdo necessário à aprendizagem, e a retórica de eficácia duvidosa, são apenas diversão e perda de tempo. Com a palavra para o arremate, Predebon (2009): "Muitas vezes a exuberância da forma camufla a pobreza do conteúdo".

Estrofes

De vez em quando, reservo alguns minutos dentro das aulas para pedir aos alunos que escrevam estrofes (trovas, quadras, quadrinhas, quarteto), criadas a partir dos temas estudados. Faço isto depois de dar uma aula curta para introduzir assunto novo, seguida de devolução de provas e comentários sobre elas. Esse ambiente pós-avaliação é sempre descontraído e preparatório para o que vem a seguir.

O tempo da aula dedicado às trovinhas deve continuar a ser bem descontraído e, para tanto, o professor explica a tarefa a ser desenvolvida e dá exemplos, como este que decorei há mais de meio século: "tu de lá e eu de cá; dividindo o chão ao meio; tu de lá dava um suspiro; e eu daqui suspiro e meio". Recentemente, ampliei os exemplos, agora com temas escolares: "o olécrano entra na fossa; quando estendo o cotovelo; eu também entro na fossa; quando alguém me põe no gelo" ou com temas exclusivamente anatômicos: "pra separar dois tubérculos; não há coisa melhor; o sulco intertubercular; separa o maior do menor".

Disse aos alunos que bolei estas quadrinhas e outras porque o professor deve ter sua própria experiência antes dos alunos. É como o psiquiatra que é analisado por um colega no início da profissão. Não quero dizer com isso que o ortopedista tem de quebrar seu braço logo depois de formado ou o carcereiro precisa passar uns dias preso. Mas, que o professor necessita passar pelo que os alunos irão passar, disso não tenho dúvida.

Pode-se pedir aos alunos para desenvolverem essa atividade em casa, produzindo estrofes temáticas sobre o conteúdo da disciplina em estudo. O que importa é que seja "um importante estímulo para sua inteligência linguística, mas é também um poderoso recurso para sua memória (...) e para ajudar a compreensão e a fixação de conhecimentos" (Selbach, 2010). A autora sugere que a qualidade das trovas não seja julgada somente pela rima e pela métrica, mas principalmente pelo valor científico do tema e pela capacidade de síntese.

Não garanto que sairá daí algum prêmio importante da composição poética, mas garanto que esta parte da aula será animada e bela. O mesmo acontecerá no dia da divulgação das correções e da classificação, para a obtenção de um pontinho a mais na nota.

Beleza da sala de aula

Para completar o assunto beleza *na* sala de aula, ficou faltando o assunto beleza *da* sala de aula. É certo que todos nós gostamos de ter um cantinho bonito, aconchegante dentro de casa para usufruir conforto e prazer durante a permanência. O encanto proporcionado pela leitura, pela conversação, pelo descanso aumenta quando o local impõe beleza e comodidade. Da mesma forma, a sala de aula nos faz sentir bem em seu interior quando é bem planejada arquitetonicamente e sua estética nos atrai. Tudo isso proporciona aquele encanto mágico que propicia mais atenção, mais reflexão e mais estudo.

Burke (2009) vai mais além e preconiza estender a sala de aula às bibliotecas, aos laboratórios, aos museus, ao campo, ao mundo da internet, locais em que o processo de aprendizagem também se desenvolve. Lá fora é onde se passa a vida e onde se interage com as pessoas. Estudar e trabalhar em locais agradáveis são um convite à permanência e à eficiência.

Um bom professor geralmente é um bom contador de casos

Casos, histórias, exemplos, episódios, enfim, acontecimentos os mais variados do conhecimento do professor ou ocorridos com ele próprio cabem muito bem em meio de uma bela aula. Contar histórias em que ele não é o protagonista não significa perda da autenticidade se forem oportunas e elucidativas.

Machado (2008) afirma que "o significado, em qualquer tema, sempre é constituído por meio de uma história, de uma narrativa bem arquitetada" pelo professor hábil. Porém, as histórias precisam ser pertinentes. A pertinência está na vinculação com o tema em foco. Se o caso contado estiver descentralizado do contexto, mesmo que seja uma curiosidade interessante e bem narrada, escapa do objetivo da aula e não contribui para a aprendizagem do aluno. A introdução de casos dentro da aula é para ajudar na compreensão. Casos engraçados não devem ser contados somente para fazer rir e casos dramáticos não apenas para chocar. Devem ter uma significação maior. Enfeitar a aula com truques de animação, de retórica e de pretenso entusiasmo não ajuda a tarefa de aprender.

O profissional bem vivido e bom observador do cotidiano consegue transportar para a sala de aula, de maneira autêntica, observações inteligentes. Do dia a dia pode extrair acontecimentos que, associados ao assunto da aula, darão a ela mais colorido e compreensão.

Sua introdução na conjuntura da aula pode ser no início, como uma maneira indutiva de abrir o assunto. Pode ser no final, como se fosse um arremate do tema principal, e também entre os dois extremos. Em todos esses períodos provoca variações, tira a aula de sua rigidez e a torna mais amena. Ar puro entrando pela janela.

Referências bibliográficas

Berto VM. Vantagens da (in)disciplina em sala de aula. In Carvalho VS (org.). Pedagogia levada a sério. Rio de Janeiro: Wak; 2003.

Burke TJ. Por uma revolução de qualidade no ensino: invertendo o paradigma. Petrópolis: Vozes; 2009.

Machado NJ. Educação e autoridade. Petrópolis: Vozes; 2008.

Madeira MC. Sou professor universitário; e agora? 2ª ed. São Paulo: Sarvier; 2010.

Predebon J. Criatividade para renovar aulas. São Paulo: Quark Press Editora; 2009.

Rios TA. Compreender e ensinar: por uma docência de melhor qualidade. 7ª ed. São Paulo: Cortez; 2008.

Selbach S (org.). Ciências e didática (Coleção Como Bem Ensinar). Petrópolis: Vozes; 2010.

11. Motivação para aprender

"Professor não é quem dá aula, mas quem sabe fazer o aluno aprender."

(Demo, 2002)

As pessoas, mais que as máquinas e qualquer tipo de recursos, motivam as pessoas.

(Tapia e Fita, 2006)

Em Pedagogia, motivação é a força que move para aprender quando se tem um motivo para isso. Há diferença entre motivação ("motivo" é um estímulo interno, um fato interior a partir do próprio aluno) e incentivo (estímulo externo, que provém do professor). Pelo menos três autores sustentam essa concepção: Libâneo (1998) assegura que a motivação é despertada por estímulos próprios ou internos, como necessidade, vontade, interesse, ajudada pela intervenção do professor; Haydt (2007) também afirma que o professor não motiva diretamente o aluno, mas o sensibiliza, esperando que haja ressonância em seu interior; e Zabala (2008), favorável à ideia de que o incentivo ou a sensibilização por parte de professor cria um ambiente motivador que estimula o trabalho do aluno.

O professor motiva ou não motiva o aluno?

De fato, é voz corrente que o professor não motiva diretamente o aluno porque motivação é um fenômeno psicológico, intrínseco e que o professor pode fazer é apenas incentivar, despertando e polarizando a atenção e o interesse do aluno (a reação se dá dentro dele). Mas será que é 100% assim mesmo? Vamos ponderar.

Digamos que um professor realizou com os alunos uma atividade agradável que chamou a atenção de todos também pela sua importância, metodologia inovadora e demonstração de entusiasmo. Todos os alunos se interessaram e gostaram da aula. Portanto, a aula foi motivante, ou seja, o professor despertou a motivação nos alunos para o tema abordado. Ora, que motivação é essa, momentânea ou permanente? Foi ou não foi uma motivação duradoura para o tema abordado? Mudou para sempre?

Digamos agora que no dia seguinte o mesmo professor deu outra aula sobre a mesma matéria, porém sem entusiasmo, sem a metodologia adequada, enfim, uma aula nada fascinante e, consequentemente, nada motivante. Como fica? Os alunos motivaram-se em relação ao tema, na primeira aula, e permaneceram motivados ou perderam a motivação na segunda aula? A motivação continua ou necessita ser renovada constantemente? O professor, ao repetir o *modus faciendi* da primeira aula, estará incentivando sempre? E os alunos precisarão de incentivo sempre para não perder a motivação adquirida? Ou é o professor que incentiva sempre para os alunos se manterem motivados?

Sei lá; fico confuso diante de tantas possibilidades. Está vendo como não é fácil definir (deliberar, determinar, asseverar, afirmar, assegurar, garantir)? Talvez, o que vem abaixo jogue luz sobre a questão.

Ambiente motivador

É interessante este termo de Zabala (2008), de que em todas as aulas o professor deve criar um ambiente motivador para que o aluno fique estimulado para entender e estudar o assunto. Significa isto criar condições para que mudanças ocorram sempre e progressivamente. Zabalza (2007) também julga que "não funcionam as 'mudanças por decreto', nem aquelas que se pretende realizar de forma rápida, sem dar tempo para que as mentalidades mudem" e que os ajustes nas percepções das ideias são progressivos.

Creio que isto signifique que o incentivo e a sensibilização devem estar sempre oportunizando a motivação, sem cessar, porque a educação é um processo lento e permanente. Como o professor não motiva diretamente o aluno, deve "esforçar-se por identificar os motivos que incitam os estudantes a tirarem vantagem da motivação que já possuem" (Miller, 1967). Deduz-se daí que o professor deve estar ininterruptamente motivado para induzir ânimo e despertar interesse nos alunos, enquanto dure o tempo de formação deles. Não obstante, se o próprio professor é desmotivado, porque não gosta da profissão, não motiva ninguém.

Então, afirmar que o aluno se motivou está motivado e pronto, é fantasia. Concluindo, a ordem é motivar sempre; se desmotivar demora a remotivar.

Ideias de motivação

Extraio do ideário do recém-citado autor (Zabalza, 2007), ponto de vista sobre motivação. "A motivação demanda muito exercício de comunicação e sedução interna e externa, explicando com clareza o que se pretende, justificando seu significado e seu interesse, esclarecendo dúvidas ou temores que qualquer processo de crescimento costuma suscitar".

Tapia e Fita (2006), por sua vez, afirmam que não existem receitas mágicas que melhorem a motivação dos alunos, mas não se furtam em sugerir que é motivador o professor começar as aulas levando em conta o que seus alunos sabem sobre o tema, permitindo que estabeleçam uma conexão dos assuntos com eles mesmos. Com essa percepção, eles dão importância aos conteúdos e lhes atribuem um significado instrumental ou de recurso a ser empregado no futuro. Sem dúvida, o que move o aluno é seu interesse; sem ele nada acontece.

Realmente, o objeto de aprendizagem precisa ser interessante, para que haja uma motivação interna, autêntica e não exógena e artificial. "Pode-se levar o cavalo ao bebedouro, mas não se pode fazê-lo beber se ele não tiver sede de assimilá--la" (Burke, 2009).

Se não houver esse significado, o aluno não tem sua inteligência desafiada e perde a curiosidade. Só se conhece o que interessa conhecer. De fato, vemos por nós que aprendemos mais e melhor quando o novo conhecimento nos atinge pelo interesse e pela importância. Existindo estes dois fatores básicos, haverá grande envolvimento ou desejo de conhecer.

Tapia e Fita (2006) nos ensinam ainda que "nossa profissão requer de nós uma atitude mais criativa, uma confiança maior em nós mesmos, em nossas capacidades. É importante questionar determinadas rotinas consolidadas em nossas escolas ao longo de anos que à simples vista parecem muito difíceis de mudar".

Na realidade, o professor que se comunica bem, explica bem, sai da rotina e cria situações de aprendizagem pode ser considerado um professor motivador.

Nada a ver com ações exteriores supostamente motivantes, como brincadeiras, piadas e coreografias, mas com a combinação de elementos sérios que resultem em aprendizagem e com a mudança constante de estratégias de ensino ou maneiras de ensinar.

O professor criativo emprega numerosos meios e cria as melhores condições para promover o aprendizado, desafiando a mente do aluno com problemas que lhes dizem respeito. Em termos neurofisiológicos, há um consenso de que a rapidez na aprendizagem está em relação direta com o nível de motivação (Miller, 1967).

Outros fatores básicos que induzem à motivação são o entusiasmo, o bom--humor, a boa relação professor-aluno. A indisciplina dificulta a aula e bloqueia a motivação. Aluno indisciplinado é aluno desmotivado.

Literatura brasileira contemporânea

Nossa literatura contemporânea sobre motivação (Boruchovitch et al., 2010; Bzuneck, 2010) examina a matéria do ponto de vista psicopedagógico e confirma que o aluno aprende melhor quando as aprendizagens são relacionadas com sua vida, o mundo próprio. Por conseguinte, uma estratégia motivacional de valor trabalha com tarefas sacadas da vida real, correspondendo à sua concretude e às suas preocupações. Seu significado e importância aumentam quando tem característica de desafio mental, mas que não devem ser muito difíceis porque se o aluno não consegue dar conta da tarefa ficará frustrado e se forem muito fáceis, além de não serem estimulantes, causará tédio.

Outra estratégia motivacional é o *feedback* que se deve dar após a tarefa efetuada. Pode ser positivo (se o objetivo foi alcançado, se está indo bem) e negativo (ou corretivo porque tem a intenção de corrigir erros).

Foi afirmado até agora que a motivação é intrínseca quando o aluno tem a determinação de aprender. No entanto, os autores também falam de uma motivação extrínseca, que é estimulada por uma recompensa (presente dos pais, nota alta etc.). Mas quando a recompensa acaba, a motivação também acaba. Em um caso ou outro, a motivação é muito mais um processo que um produto, pois não se pode vê-la diretamente, mas somente deduzi-la diante dos efeitos e das consequências que ela produz.

É certo que a motivação tem seus objetivos, que dependem do esforço, da persistência em relação aos alunos e dos alunos em relação ao conteúdo. Mas há outro lado, espontâneo, de quem adora o que faz, em que a motivação é manifesta naturalmente. Gadotti (2006) confirma isto ao se referir ao aluno: "no aprendizado, gostar é mais importante do que criar hábitos de estudo, por exemplo". Quanto ao professor, sua boa atuação é motivada por quem tem paixão por seu trabalho e um "romance" com sua disciplina.

Disciplinas básicas *versus* disciplinas profissionalizantes

As disciplinas de aplicação imediata, práticas, clínicas ou profissionalizantes já são naturalmente motivadoras pelo interesse que espontaneamente despertam nos alunos. Estes dão excessivo valor ao aprendizado psicomotor, que tem para eles uma conotação de treinamento prático prévio ao exercício da profissão. No entanto, a parte teórica dessas disciplinas práticas não é automotivadora, não obstante ser mais atraente do que a parte teórica das disciplinas básicas. Conclusão: o aluno gosta mesmo da aplicabilidade e do componente psicomotor; o que ele quer é por a mão na massa e não ficar falando como se põe a mão na massa.

As ciências básicas são muito motivantes para uns e pouco para a maioria dos alunos. Estes últimos as consideram "pesadas" e dissociadas dos assuntos do curso. Principalmente se são ensinadas de modo técnico-acadêmico, o que as faz esgotarem em si mesmas. Se forem abordadas de maneira mais dinâmica e mais próxima da realidade do futuro profissional, serão mais apreciadas. Os alunos veteranos passam aos calouros a noção de que as disciplinas básicas não têm aplicabilidade, são dissociadas da profissão. Já se fez referência a alguns professores das últimas séries que disseram aos alunos egressos do ciclo básico: "esqueçam tudo o que aprenderam até aqui; seu curso começa agora". É estranho, mas já ocorreu. São professores anticientíficos que encaram a profissão da saúde como sendo algo exclusivamente prático, prática esta que poderia ser treinada e dispensar qualquer base científica.

De qualquer maneira, é aconselhável tentar uma prática motivacional, por meio de um contato antecipado com temas da sua futura profissão, com vistas à aplicação.

Referências bibliográficas

Boruchovitch E, Bzuneck JA, Guimarães SER (orgs.). Motivação para aprender: aplicações no contexto educativo. Petrópolis: Vozes; 2010.

Burke TJ. Por uma revolução de qualidade no ensino: invertendo o paradigma. Petrópolis: Vozes; 2009.

Bzuneck JA. Como motivar os alunos: sugestões práticas. In Boruchovitch E, Bzuneck JA, Guimarães SER (orgs.). Motivação para aprender: aplicações no contexto educativo. Petrópolis: Vozes; 2010.

Demo P. Educação e conhecimento. 3ª ed. Petrópolis: Vozes; 2002.

Gadotti M. Um legado de esperança. 2ª ed. São Paulo: Cortez; 2006

Haydt RCC. Curso de didática geral. 8ª ed. São Paulo: Ática; 2007.

Libâneo JC. Didática. 16ª reimpressão. São Paulo: Cortez; 1998.

Miller GE. Ensino e aprendizagem nas escolas médicas. São Paulo: Cia. Edit. Nacional (USP); 1967.

Tapia JA, Fita EC. A motivação em sala de aula. 7ª ed. São Paulo: Loyola; 2006.

Zabala A. A prática educativa: como ensinar. 1ª reimpressão. Porto Alegre: Artmed; 2008.

Zabalza MA. O ensino universitário: seu cenário e seus protagonistas. Reimpressão. Porto Alegre: Artmed; 2007.

TERCEIRA PARTE
CARACTERÍSTICAS DO PROFESSOR UNIVERSITÁRIO

12. Nossos colegas professores universitários

> Por que há professores que vivem somente da educação e não para a educação?
>
> Por que os professores entusiásticos vivem para a educação e os apáticos e desmotivados apenas vivem da educação?
>
> **(do autor)**

É muito improvável que consigamos traçar um perfil estereotipado do professor universitário. Além das várias áreas do conhecimento em que atuam, também se dividem de acordo com outras condições. Há a categoria dos titulados, dos "experientes", dos que realizam pesquisa, dos que cumprem dedicação exclusiva/tempo integral, dos professores de universidades públicas. Em contraposição, estão os novatos, horistas, sem titulação, que trabalham somente em cursos noturnos de faculdades privadas.

Certamente, esses fatores contribuem para estabelecer diferenças entre os perfis docentes.

Mas segundo a proposição deste capítulo, não são essas as características a serem consideradas. A intenção é reunir outras peculiaridades tais como o gosto e a dedicação ao trabalho, o entusiasmo e a ética no desempenho dele, a preocupação com o crescimento pessoal, a cultura e sabedoria e a qualidade técnica.

Conceito dos colegas professores do ensino médio

A população brasileira, atenta ao trabalho do professor, julga-o fraco, seja por conhecê-lo de perto, seja pelos indicativos propalados pela imprensa e pelo noticiário de televisão. Realmente, o conceito do professor do ensino médio vinculado à escola pública, cujo trabalho tem sido avaliado em várias circunstâncias, não é dos melhores. Não conheço avaliações consistentes que se refiram a professores da escola particular.

Generalizando, e escolhendo somente uma opinião abalizada (que está em conformidade com tantas outras), reproduzo a afirmativa de Machado (2009) de que a educação brasileira é de má qualidade, de acordo com os mais variados indicadores, em diferentes processos de avaliação e o trabalho do professor é o que mais contribui para isto.

Por conseguinte, se o trabalho do professor fosse bom, o ensino em geral seria de melhor qualidade. Esta minha conclusão coincide com os dados apresentados pelo jornalista Gilberto Dimenstein (Folha de São Paulo, Cotidiano, C6, 3/10/2010): "Uma pesquisa do Ibope, feita com mais de 3.000 pessoas, mostrou que, diante de uma pergunta sobre o que faz de uma cidade uma boa cidade, o primeiro lugar, disparado, era o seguinte: boas salas de aula. E uma boa sala de aula, segundo os entrevistados, começava com um bom professor".

A despeito de este escrito referir-se ao professor universitário, os professores de todos os níveis de ensino, com essa denominação comum de professor, constituem uma classe única. O de educação básica, com seu perfil aqui discutido replica também no de educação superior. Professor é a designação única que define o cidadão que ensina em qualquer que seja a escola.

Conceito do docente universitário

Entre o professor do ensino básico e o do ensino superior há uma diferença que poderia contribuir para o melhor ou pior conceito de cada um. O primeiro tem formação pedagógica formal e o segundo quase sempre não. Este fato poderia ser um determinante de qualidade, tal como Castanho (2007) apregoa: é o único profissional de nível superior do qual não se exige formação para o exercício da profissão. Acha ela que "isso redunda em muitas situações ruins de ensino e aprendizagem".

Para Arnaldo Niskier (Folha de S. Paulo, 18/09/2009, p. A3), que se baseou no exame do Enade, em que cerca de 25% de todos os 449 cursos alcançaram apenas os índices 1 e 2, mostrando serem de baixa qualidade. São suas palavras: "há tremores inusitados na base do sistema universitário; coisa de 6 ou 7 na escala Richter". Na outra ponta, citando alguns cursos que se destacaram com notas máximas, diz ele que "não há mistério quando se busca uma explicação plausível para esses bons resultados: professores altamente qualificados".

Dessa forma, atrelando os resultados contabilizados pelo Enade ao desempenho do professor, há uma situação nada privilegiada de muitos docentes e uma condição desabonadora de muitas faculdades. Contudo, o propósito não é particularizar, mas chegar a um conceito genérico do docente do ensino superior. Então, vamos lá, acrescentando mais dados ou informações.

Uma investigação sobre o trabalho do professor

O professor do ensino superior não se encontra em uma situação tão desconfortável assim. Seu trabalho é mais bem avaliado (seu perfil tem um contorno melhor que o do professor não universitário).

Resultados de uma enquete feita com 275 alunos de alguns cursos da área da saúde e publicada anteriormente (Madeira, 2010) mostraram elementos até certo ponto surpreendentes. Esses alunos consideram seus professores bastante cultos (eruditos, sábios, doutos), competentes (qualificados) e justos ou imparciais. Esta constelação de características preeminentes avaliza a docência universitária, aqui representada pelo professor.

Mas, ao mesmo tempo, a pesquisa revelou um feitio pouco incentivador e encorajador. É o fato de que os mestres pouco desafiam o aluno a resolver questões ou os inquietam com provocações estimuladoras. Mas, como os alunos pesquisados eram do ensino privado, dá a entender que a maioria é horista, com sobrecarga de aulas, sem muito tempo para se dedicar aos alunos fora das aulas.

Professor inovador e criativo

A mesma enquete citada logo atrás tem seus dois últimos itens relacionados com a criatividade e a inovação. Em relação a isso, as respostas dos alunos não apontaram para um possível lado atilado e inventivo de seus professores. Somente uma minoria deles demonstrou mudança, renovação, modernismo e criatividade com a introdução de práticas inovadoras nas aulas.

Os poucos procedimentos inovadores a que os alunos da enquete se referiram eram aulas com metodologias dinâmicas, das quais eles próprios participaram como protagonistas, realizando algo. Esse envolvimento e participação para eles foram motivadores, agradáveis e úteis, favorecendo a aprendizagem.

Com arrimo em Sanches (2009), pode-se dizer que "o professor, ao estimular sua própria criatividade, está também favorecendo para que seus alunos criem. Ele abre margem para que as ideias surjam, e com certeza surgirão. (...) Devemos praticar o ato da criatividade e não somente sugeri-lo".

Todavia, não parece que o professor esteja aberto à criação. Refletir, mudar, inovar não é com ele. Não parece que seus métodos estejam na pauta do ensino do futuro, com mudanças significativas e implantação de novas e mais eficazes formas de aprendizagem.

O desafio de sair do convencional é um risco que professores conservadores não querem correr. Uma aula tradicional não tem perigo de fracasso, o que pode não acontecer em uma "aula com novidades". Deve ser por esse motivo que poucos inovam. Se não inovam não há mudança, não há avanço.

De acordo com Silva (2008), o professor deve ser obrigatoriamente crítico, reflexivo e transformador em vez de permanecer como um professor técnico-reprodutivista. Dar formação aos alunos com mera habilitação técnica é pouco.

Realmente, as tendências e exigências da atualidade são as de aulas criativas. Aliás, sabe-se que pessoas criativas têm paixão pelo seu trabalho e estão, permanentemente, motivadas no processo criativo.

Inovação e criatividade com limites e restrições

Este subtítulo foi inspirado nas palavras de De La Taille (2008), que faz ver que a criatividade não pode ser associada ao ilimitado e à ausência de regras. Sem fundamentação teórica e bom planejamento, ela pode cair "no exercício vazio de pensamento, meras circunvoluções fantasiosas e sem valor". A criatividade precisa ser construída dentro de um método. Para Demo (2009), por conta da criatividade e inovação "pululam modismos e invencionices (...) não cabe, de repente, eliminar as aulas sem mais, colocando em seu lugar invenções piores que a aula (...) introduzir na sala de aula zorra afoita e irresponsável, confundindo inovar com esculhambar (...) a sala de aula não é lugar para aventuras particulares, ensaiando piruetas para ver se dão certo. Só temos o direito (e daí o dever) de inovar aquilo que favorece a aprendizagem do aluno".

Inovações sérias, estas sim precisam ser levadas à prática, mesmo que sejam aos poucos. Creio que lentamente o professor irá apresentando um perfil mais criativo. Assim, progressivamente, o ensino deverá se tornar mais ativo e expressivo. O professor da época vindoura irá optar por metodologias mais ativas, que provoquem a curiosidade do aluno, sua crítica e, assim espero, sua autonomia.

Professores não docentes

Foi dito no Capítulo 7 que uma das razões para o aprimoramento pedagógico é ser convidado para cargos elevados dentro da universidade. Mas, na realidade, isso se transforma em uma incoerência, pois o professor se aprimora e passa a ser considerado ótimo docente. Essa qualidade, aliada a outras que já possuía, confere a ele autoridade e respeito e capacita-o a ocupar cargos não docentes. Aí está a incoerência: por ser um importante professor passa a ser um não professor ou reduz ao mínimo suas tarefas docentes.

Assim, os docentes estão tendo que repensar suas funções porque há uma busca por gestores que tenham vivência na educação e capazes de se adaptar na área administrativa. Estas duas características aliadas são melhores do que qualquer uma delas tomada separadamente.

Referências bibliográficas

Castanho ME. Pesquisa em pedagogia universitária. In Cunha MI (org.). Reflexões e práticas em pedagogia universitária. Campinas: Papirus; 2007.

De La Taille Y. Limites: três dimensões educacionais. 3ª ed. 11ª impressão. São Paulo: Ática; 2008.

Demo P. Professor do futuro e reconstrução do conhecimento. 6ª ed. Petrópolis: Vozes; 2009.

Machado NJ. Educação: competência e qualidade. São Paulo: Escrituras Editora; 2009.

Madeira MC. Sou professor universitário; e agora? 2ª ed. São Paulo: Sarvier; 2010.

Sanches W. Pedagogia do compromisso: responsabilidade na prática do educador. 2ª ed. São Paulo: Mundo Mirim; 2009.

Silva SAI. Dimensões da formação do professor universitário "olhar" da Filosofia. In Carlini AL e Scarpato M (orgs.). Ensino superior: questões sobre a formação do professor. São Paulo: Avercamp; 2008.

13. Atuação, conduta e convívio dos professores (a ética em questão)

> Por que os alunos dizem que os cursos superiores seriam de alta qualidade se os melhores professores fossem selecionados para integrar seus corpos docentes?
>
> Se houvesse a troca de professores dos cursos privados por professores dos cursos oficiais governamentais, o nível de ensino passaria a ser mais elevado?
>
> Qual dos dois? Todos os dois? Nenhum dos dois? Por quê?
>
> **(do autor)**

Este capítulo é dirigido principalmente aos novos mestres, os professores iniciantes que têm um longo caminho a percorrer até alcançar a maturidade, no sentido de experiência ou perfeita identificação com a profissão. Terá independência para decidir o que e como fazer, com reflexão e acuidade, mas também com o conhecimento que estará sempre adquirindo e acumulando.

Modos de ação do professor na sala de aula e fora dela são variados, de acordo com seu estilo, sua índole, seus costumes. Analisando essas várias maneiras de agir, aproveito para relacionar aquilo que acho recomendável e o que pode ser abandonado ou modificado.

Área do conhecimento

Em geral, o professor leciona a disciplina que melhor conhece, que mais estudou, na qual se pós-graduou. Porém, é mais ou menos comum, principalmente nas instituições privadas, um professor lecionar duas ou mais disciplinas para o mesmo curso ou para cursos diferentes. Ora, o ensino superior não é o pentatlo ou o decatlo dos pluriatletas, as provas de atletismo que reúnem várias especialidades. Em reverso, ele é como o atleta especialista que treina para uma única prova e nela se aprofunda cada vez mais.

Mas na vida há quase sempre uma segunda opção: o cientista tem uma segunda linha de pesquisa; o cantor lírico acrescenta canções populares em seu repertório; o trabalhador faz uns bicos para ganhar mais; o advogado criminalista avança por outra área de trabalho; a amante é a segunda opção do homem casado. E assim vai – assim é a vida! Pois então, seguindo essa tendência, é natural que alguns professores tenham uma segunda linha no ensino. A Anatomia e a Fisiologia estão tão próximas que não é de admirar que o professor de uma das duas também seja mais ou menos especialista na outra. Na verdade, há livros de "Anatomia e Fisiologia Humanas". O mesmo ocorre com a parelha Microbiologia e Imunologia ou com a Biologia e Genética. Eventualmente, isto acontece. Mas eventual e não invariavelmente.

Até aí, tudo bem. O que não fica bem é ir aumentando gradualmente esse acrescido rol de disciplinas que não a dele e lecionar (muito mal) todas elas. Vá ser eclético assim lá diante. Ele se acha um arrojado ou atilado, para usar eufemismos. Na realidade, é um espertalhão que está se queimando e logo será dispensado por não ser confiável. Seu ordenado aumentado pela carga horária duplicada simplesmente desaparecerá.

Convívio/Relacionamento

O comportamento espontâneo e informal é um modelo de conduta desejável entre professores. É bom evitar a ansiedade, a pressa e o rigor dos passos. Melhor é dar chance à naturalidade, à beleza e à alegria. Há quem finja que assim age naturalmente, forçando maneirismos, falsa atenção e outras representações teatrais. No entanto, se a conduta não for natural e espontânea, será logo desmascarado.

A relação professor-aluno deve se manter sempre em nível elevado, mas sem exageros. Se forem de sexos opostos (ou do mesmo), beijinho lateral pode; beijão não. Abraço tipo amasso também não. Consideração e respeito sempre. Tanto um gênero quanto o outro podem se tornar objeto de forte assédio.

Estabeleça (estou falando com o novato, de maneira especial), juntamente com os alunos, um clima cordial na sala de aula. O início do período de aulas é próprio para principiar um relacionamento propício. Cause boa impressão desde o princípio e continue assim por todos os dias subsequentes. O relacionamento bom e sereno, que leva a uma fácil interação, não é uma habilidade própria de algumas pessoas, como se fosse um carisma, mas cada um tem seu estilo de relação.

A chave da boa relação interpessoal é usar continuamente os "verbos amigos" (sugerir, aconselhar, concordar, prevenir, combinar, colaborar, aceitar) e evitar os "verbos hostis", que sugerem força e mando (ordenar, exigir, controlar, obrigar, forçar, castigar). No entanto, estes verbos mais agressivos são usados quando se impõe exigência ou seriedade. O segredo é dizê-los/pronunciá-los com brandura. Ser firme, mas ser manso. Com suave rigor.

Em suma, na relação interpessoal "manifestar afeto e interesse (expressar que eles *importam para nós*), a elogiar com *sinceridade*, a interagir com os alunos *com prazer* (...) e criar um ambiente ou uma atmosfera de segurança e paz, de maneira que os alunos possam sentir que *aqui se deve trabalhar, mas o ambiente é bom*" (Morales, 2006).

Este assunto, relacionamento, recebeu uma abordagem mais profunda e detalhada no Capítulo 23, "Relações interpessoais na sala de aula (e fora dela)".

O salário

"Há três tipos de professores – os que sempre se queixam, os que se limitam a explicar e os que inspiram" (Sathya Sai Baba).

As reclamações do primeiro tipo de professor caem mais sobre o aluno, sempre o culpado de todos os males da escola, e também sobre a remuneração, porque o que ganha é sempre pouco. Quando o salário não acompanha a inflação, a situação fica insuportável, a ponto de alguns professores ou a associação dos docentes ou o sindicato iniciar algum movimento reivindicatório que geralmente desemboca em negociações, amparadas ou não por greve. Alguns docentes não participam nunca e até criticam os colegas que protestam. Mas quando o movimento é vencedor e o salário aumenta, eles ficam bem contentinhos. Outros participam excessivamente.

"Pelo que faz ganha até demais". É assim que reagem os docentes quando colegas fracos se queixam do ordenado. Como somos todos diferentes uns dos outros em titulação, competência, produtividade etc., o correto é remunerar-nos diferentemente. Mas como na realidade o que pesa mesmo é a titulação, a carga horária e o tempo de serviço, o ordenado acaba sendo padronizado para os competentes e produtivos e para os não competentes e improdutivos.

O que pode fazer diferença para mais é a ascensão na carreira por meio de concursos, a obtenção de bolsas e auxílios por entidades de fomento ou pela própria universidade e a ocupação de cargos gratificados, como chefia de departamento, coordenação de cursos de graduação e de pós-graduação, diretoria, assessoria na pró-reitoria, reitoria etc. Em teoria (hipoteticamente, por suposição), unicamente os esforçados e competentes são contemplados com esses extras.

Cumprimento do dever

Outra maneira de ganhar mais é ter vida profissional alternativa, isto é, ganhar por fora, mesmo que esteja lotado em regime de tempo integral. A lei prevê exclusividade do trabalho do professor e a quebra dessa exclusividade configura ilicitude, que demanda punição.

Mas eu já assisti muita burla de tempo integral, sem que uma única punição houvesse sido aplicada! E agora, José?

Contudo e afinal de contas, se a burla do tempo integral tem caráter pernicioso, muito pior é a burla integral do tempo dentro da faculdade.

Neste item "cumprimento do dever", o enfoque principal é mesmo aquele que se aguarda: serviço prestado com dedicação, dentro dos horários, atendimento às exigências previstas e aprimoramento contínuo para melhorar sempre seu trabalho. O contrário disso significa "encostar o corpo", que não é a melhor forma de protestar ou reivindicar. Para não perder credibilidade e admiração, o professor pode reclamar de suas condições de trabalho, remuneração, horários indevidos e outras ocorrências, mas que permaneça no trabalho exercendo-o com dignidade. Ou por outra, o aluno não tem nada com isso e não pode ser prejudicado. Aquela propalada sentença "agora vou dar uma aula do 'tamanho' do meu ordenado" é uma é insensatez. Melhor pedir demissão.

Prêmios e distinções

Correr atrás de homenagens é uma estranha avidez que não combina com a *soi-disant* elevada postura e posição do professor. Para mim, esta é a mais nobre das profissões.

Ficar honrado, contente e gratificado é natural, quando de maneira natural e espontânea os alunos, a escola ou a comunidade resolvem conceder alguma homenagem a um colega. Sente ele, e sentem também seus colegas de equipe, a agradável impressão do dever cumprido. Mais do que isso, por essa manifestação de deferência experimentam todos uma sensação de reconhecimento e respeito pelo bom trabalho realizado pelo homenageado e equipe.

Agora, o outro lado. Campanha para paraninfo existe. Negociação para obtenção de prêmio também existe. "Bem que o conselho regional (o sindicato, a câmara de vereadores, a associação de ex-alunos) podia se lembrar de mim... *etcoetera* e tal".

E assim somos nós, uns correm vorazmente atrás de lauréis, com a máxima sofreguidão; outros, humildes e tranquilos, preferem permanecer incógnitos, não se manifestarem, a não ser em luta por uma causa mais digna.

Publicações

Cada vez mais se exige produtividade científica. A diretoria e a reitoria são mais vorazes que o leão do imposto de renda e querem qualidade e quantidade. *Publish or perish.*

O professor, por sua vez, atende ao pedido: ele pesquisa e publica. Só ou em equipe. Que orgulho nos dá certos artigos científicos de elevada categoria publicados em periódicos de penetração internacional! E disso temos muitos exemplos.

Mas temos também exemplos infelizes de publicações marotas, sem qualidade, divulgadas apenas para contemplar o item "publicações" do currículo com um trabalho a mais. Há quem valorize a quantidade em detrimento da qualidade e se contenta com mais um trabalho para o relatório anual da escola.

Agora vem o pior: esse trabalho fraquinho é assinado por seis, sete, oito "autores"!

Bases para acordos e tratos com os alunos

São legítimas essas convenções porque suas regras nascem da combinação entre pessoas livres e de boa-vontade, com base em respeito mútuo.

O primeiro dia de aula é o dia mais importante de todos em termos de relacionamento professor-aluno. Toda excitação e expectativa reinante têm de ter uma resposta. É um bom momento para começar uma comunicação fácil e de bom nível e para esclarecimentos sobre o ensino da disciplina é o das apresentações de todos os presentes.

Quando há bom relacionamento professor-aluno e confiança mútua, é possível instituir algumas combinações que venham favorecer o bom andamento das aulas e estabelecer harmonia para benefício de ambos. Para os acordos que vou propor não pode haver inflexibilidade de nenhum dos lados. O professor faz concessões e o aluno cede um pouco, dentro da sua posição, e o trato é celebrado. Informalmente, claro. À reunião deve comparecer a classe toda ou quase toda e não somente dois ou três ou apenas o aluno-representante. O plano de ensino deve ser levado e comentado. Os alunos entenderão assim quais são os objetivos a serem perseguidos e alcançados, o que o professor fará para isso acontecer e o que esperará dos alunos como colaboração. Ficará claro que todos têm os mesmos propósitos e por isso constituirão um grupo interacional. Os alunos se ajudam e ao professor também; este ajuda os alunos. Isto se chama reciprocidade.

O aluno que fica na expectativa de receber atenção tem no início das aulas a primeira oportunidade de opinar. Na outra ponta, o professor também espera atenção do aluno; e mais: participação, cooperação e autenticidade. Em meio disto tudo, com uma comunicação de alto grau entre eles, o estabelecimento de relações pessoais favorece o entendimento e o benefício recíproco.

Acordos e tratos

Os tratos que proponho relacionam-se com:

- a disciplina/indisciplina (normas: o que pode ser permitido, o que deve ser evitado e assim por diante);
- a prática de colar (restrições, interditos, punição, o porquê);
- estudo em hora extra (com ou sem a presença do professor, a combinar);
- objetivos educacionais (quais, por que, selecionar ou não objetivos essenciais ou mínimos indispensáveis);
- avaliações (conteúdo parcial ou acumulado, tipos de provas, quantas, quando);
- horários (de entrada, de saída, nos intervalos);
- bibliografia (biblioteca do departamento, da faculdade, onde encontrar o assunto em estudo, livro adotado) e outras responsabilidades do aluno e do professor que possam ser discutidas com antecedência. Os acordos poderão ser renovados, alterados, desfeitos, dependendo da dinâmica das aulas.

Caça ao talento

Um professor que convive bem com os alunos e se dedica a eles localiza facilmente os talentosos, aqueles com grande potencialidade a ser desenvolvida. Toda a classe merece e deve receber atenção, mas os alunos do extremo superior desse grupo necessitam ganhar tratamento diferenciado. À vista disso, consagrar grande parte do tempo no socorro aos péssimos alunos não é tão importante quanto usar esse tempo para atender e incentivar os ótimos. É razoável investir mais na formação dos expoentes da classe porque constituem exceção e não podem ser perdidos de vista. Serão as pessoas que farão a diferença. A massa crítica de que tanto precisamos para melhorar os padrões profissionais. Atuarão na ciência, nas artes, nas clínicas, na educação, na política e serão destaques.

Lembrar-se-ão agradecidos da época da graduação, quando seus professores estimularam seu crescimento com monitoria, iniciação científica, apresentação e publicação de trabalhos, leituras adicionais, estágios, esse tipo de investimento.

O mestre iniciante, que talvez experimente insegurança no trabalho, tem mais dificuldade na caça ao talento. Mas, sabendo que essa é uma das ações mais gratificantes do professor, ao alcançar a maturidade deverá agir da mesma forma, dando atenção especial aos mais capazes. É uma questão de dar mais a quem já tem bastante, porque esses transformarão o mundo.

Referência bibliográfica

Morales P. A relação professor-aluno: o que é, como se faz. 6ª ed. São Paulo: Loyola; 2006.

14. Perfil do professor: comportamento e relações no trabalho

Quem trabalha ou já trabalhou em várias escolas conhece enorme variedade de tipos humanos, físicos e comportamentais. São tantas as personalidades quantos são esses tipos, que mobilizam suas energias intelectuais e emocionais de diferentes modos para se relacionar com as pessoas.

Alguns tipos característicos poderiam ser logo definidos, mas deixo para depois porque primeiramente quero definir os dois grupos em que os professores se dividem, de acordo com o tempo que despendem dentro da universidade: os horistas, mais comuns nas escolas privadas, e os de turno completo, dedicação exclusiva ou tempo integral, disseminados nas públicas. Os primeiros comparecem na instituição no momento de suas aulas, lá permanecem enquanto duram as aulas e seu relacionamento com colegas e funcionários é breve ou até mesmo fortuito. Encontram-se nos corredores ou na "sala dos professores" por não mais de 20 minutos.

Portanto, estes mantêm um relacionamento epidérmico, que não permite aprofundamento pela falta de tempo. O contrário ocorre com o pessoal de turno completo que, não raro, gasta mais tempo ao lado dos colegas de trabalho do que da família. A longa permanência na escola dos indivíduos deste grupo induz uma forma de comportamento, no qual a pressa não entra como fator interveniente.

O professor horista

É o meu caso. Atual e recentemente. Hoje sou horista em uma faculdade e nos últimos 18 anos fui o mesmo em seis outras faculdades particulares. Antes disso fui professor em tempo integral em uma universidade pública, por 31 anos. Esta experiência me faculta, com meu caráter e personalidade, ser o mesmo em qualquer ambiente. Mas, nessas condições díspares de trabalho, o comportamento e as relações pessoais diferem.

Ao professor horista é permitido dar apenas um "dedinho de prosa" com seus pares. O horário apertado das aulas dificulta qualquer tentativa de um relacionamento de maior magnitude. O coordenador do curso aproveita os intervalos para dar avisos e recomendações ou para conversar em particular com algum docente sobre assuntos de sua alçada.

A curta convivência admite um diálogo de cunho profissional, de alto nível, o que nem sempre acontece. Consagrar o tempo exíguo para trocar informações, experiências e ideias na esfera educacional pode ocorrer, mas não é a regra. Fazem parte da nossa cultura as brincadeiras, as piadas e os assuntos amenos tipo esporte e, às vezes, política. Com isso, de ordinário encontramos pessoas que se veem diariamente e não se conhecem por que nunca se descerraram pra valer.

Não nego que uma pausa para a descontração e descanso seja útil e favoreça a sociabilidade. Eu próprio participo bastante desse modelo de conversa descomprometida. Mas sei que somente isto é pouco. Espera-se muito mais do professor.

Alguns passam a vida toda com essa mesma forma de relacionamento e interação, mas outros mudam o conteúdo de suas falas. Passam a se expressar mais de acordo com uma cultura docente, de modo mais profissional, acima de tudo. Sinal de maturidade, sem dúvida.

O principiante não deve abster-se de interagir, mas seu senso de observação crítica poderá distinguir os modelos de comportamento e talvez se espelhar (sem imitar, sem se despersonalizar) naqueles que mais lhe convêm. Deve também se aproximar daqueles que se revelam de maior sabedoria para se aconselhar em relação à prática docente. Quanto a esses mais preparados, seu papel deveria ser o de ativar assuntos que poderiam beneficiar os mais novos ou se colocar à disposição deles para auxiliar.

O professor de tempo integral

Fazem parte desta sociedade docente aqueles que passam o dia na pesquisa (mais) e no ensino (menos). Em algumas faculdades públicas constituem senão a totalidade do corpo docente, a grande maioria. Geralmente, têm suas próprias salas ou escritórios onde permanecem quando não estão em seus ambientes de pesquisa ou de aula. Sala dos professores é dispensável nessas faculdades.

Dessa forma, a relação pessoal que aí ocorre é menos breve. Permanecem relacionando-se profissionalmente o dia todo com seus associados, seus orientandos, auxiliares e colegas de outros departamentos. Esta interlocução faz com que seus princípios, crenças, atitudes, hábitos, saberes, enfim, sua cultura profissional representada por esses valores influenciem os circunstantes. Da mesma forma que pode ser influenciado pelos outros.

Dito assim, logo se pensa em valores dignos; mas a influência também pode ser negativa se o caráter da pessoa revela características menos virtuosas. Essa influência má, pelo exemplo e pelo discurso, pode desviar o outro para caminhos tortuosos e comprometer sua credibilidade.

Mas o docente bem intencionado tem esplêndida oportunidade de concitar pessoas a agir de acordo com sua maneira de ser, promovendo assim uma cultura ética que vai se propalando. Os novatos devem se aproximar desses colegas éticos, que geralmente são também preparados, disciplinados e responsáveis. Contrariamente, devem evitar amizades comprometedoras com sujeitos não éticos, mesmo que sejam alegres e interessantes. Fugir deles, isolá-los, não é falta de generosidade. É uma chamada de atenção ao seu comportamento falho.

Aos terceiros, os outros que observam e notam, cabe-lhes uma intervenção tipo aconselhamento dirigida àquele de mentalidade absorvente e não crítica e, se possível, ao que influencia negativamente.

A coletividade é mesmo heterogênea. Lá não existe um pensamento coletivo padrão ou uniforme. O que existe é a soma dos pensamentos individuais. Vive-se nesse meio cercado de cuidados. A ideia precípua é escolher seu caminho cercado pelos que têm os mesmos (bons) propósitos, com sobriedade, mas não desprezar os outros, colaborando com eles e evitando melindres, dissensões, pois é preciso "caminhar de tamancos sem fazer barulho".

Tipos/Formas de comportamento dos professores

Quem cuida deste assunto muito bem é a Professora Isabel Farias (Farias, Inovação, mudança e cultura docente. Brasília: Liber Livro; 2006). Ela se baseia, principalmente, em uma obra de Hargreaves, Profesorado, cultura y postmodernidad: cambian los tiempos, cambia el profesorado. 2ª ed. Madrid: Morata; 1998. De minha parte, valho-me das ponderações de ambos para alicerçar meu raciocínio.

Professor individualista – é interessante a imagem da "bandeja de ovos", usada pela Professora Isabel, para expressar os professores isolados, cada um no seu pequeno espaço, dentro do estabelecimento de ensino. Sair de seu "santuário", onde se sente soberano, torna-o visível, alvo de curiosidade e de julgamentos. Mas, de outro lado, esse resguardo também evita o elogio e o reconhecimento que lhe possam dirigir.

O professor individualista poupa contatos com os colegas e, na esteira disso, não troca experiências nem depara com oportunidades de renovação. No fundo, a resistência em se expor pode significar falta de segurança, timidez ou de arrogância ("eu sou o melhor"). Seu comportamento individualista também pode ser decorrente de uma personalidade egocêntrica ou é uma ingênua preferência de trabalhar sozinho. Em razão disso, passa horas calado.

Quando lhe cobram relacionamento e participação, desculpa-se por suas constantes viagens, por sua investigação científica específica que requer isolamento e horários diferentes ou pelo excesso de trabalho no laboratório, na clínica, na sala de aula.

Esquiva-se de reuniões pedagógicas, de comissões, de grupos de trabalho e outras situações coletivas. Quando é obrigado a comparecer, vai de mau gosto, fica isolado, não fala, não participa. Não critica porque não tem para quem criticar.

Hargreaves distingue individualismo de individualidade, esta relacionada com juízos próprios, iniciativa e criatividade. Faz distinção também de outra condição semelhante, que é a solidão, um refúgio que facilita a reflexão e a criação e, segundo ele, um sinal de maturidade intelectual.

Professor colaborador/cooperativo – longe de qualquer individualismo, esse tipo docente relaciona-se profusamente com seus pares. Mostra espontânea e permanente disposição em colaborar nos projetos e trabalhos dos sujeitos. É o que se pode chamar de voluntário, o "pau para qualquer obra". Seu objetivo é a realização e o desenvolvimento.

Está constantemente ocupado, mas sempre acha uma brecha em seu tempo para cooperar (co-operar), oferecendo sua *expertise*. Porém, sua capacidade de discernimento o faz recusar atividades improdutivas ou desnecessárias.

Entre os alunos, revela sua proverbial colaboração com o empenho em ajustar a aprendizagem ao ideal que se pode conseguir. Entre os orientandos está disponível a qualquer hora e objetivando o melhor. Entre colegas, sua cultura colaborativa o faz realizar intervenções, compartilhar e contribuir sempre e sempre.

Esse tipo de indivíduo desenvolve capacidades relacionais, dentre as quais a de entender emocionalmente as pessoas com quem convive, alunos e colegas.

Tenho a impressão de que o professor colaborador é feliz.

Professor burocrata (que respeita incondicionalmente o poder) – este identifica-se com a burocracia. Normas, papelada, formalidades é com ele. Importa-se menos com seu trabalho criativo no ensino e na pesquisa e mais com as atividades da área de gestão e acadêmica. Atende com naturalidade e com prioridade a todas as solicitações, convocações, requisições, exigências, mesmo sendo absurdas. Nunca questiona uma ordem superior. Se ou quando a universidade exige ou determina algo, com sua força compressora, tolhendo a criatividade e a independência dos professores, mesmo assim ele acata passivamente enquanto os demais se revoltam.

Está sempre postulando um cargo gestor. Candidata-se a tudo.

Outra coisa que lhe agrada é representar a faculdade ou um de seus setores em órgãos, entidades e eventos os mais variados, de preferência fora da sede, o que lhe permite viajar.

Sabe tudo o que acontece na escola, tanto o oficial quanto o não oficial. Fica de espreita em relação a vagas de cargos, concursos e promoções de seu interesse. Procura criar amigos em postos-chave dos vários setores administrativos para garantir-se bem informado. Vive repassando informações ao mesmo tempo que pede segredo.

É sempre representante de sei lá o que e faz parte da associação dos docentes e do sindicato (que lhe garante permanência no cargo docente enquanto for sindicalista). Procura mostrar trabalho e ser simpático e atencioso com os colegas, o que facilita ser sempre bem votado nesses cargos eletivos.

Mas uma coisa é certa: nunca desagrada os poderosos dos cargos diretivos.

Para se ficar atualizado ou informado, folheia o Diário Oficial, e para se conservar em evidência, faz força para aparecer, escreve no jornalzinho, dá entrevistas e participa de projetos de extensão universitária, aqueles mais divulgados ou de maior prestígio

Nunca falta às festas comemorativas, bem como às reuniões de trabalho, durante as quais sorri muito. Nas assembleias tem sempre uma palavra conciliadora e no final deseja a todos muita paz, prosperidade e bons rumos para a instituição, com muito floreado, prolixidade e palavras escolhidas. Ao se comparar este tipo docente de comportamento com o tipo individualista, o primeiro é verborrágico, e o segundo, silencioso.

Em resumo, é um maroto simpático ou, quem sabe, um espertalhão que se esforça para parecer simpático.

Professor filiado a pequeno grupo – este tipo é diferente dos outros, mas também pode ser um pouco de cada: meio individualista, meio colaborador, meio burocrático. O que o caracteriza mesmo é sua união com um pequeno grupo de colegas que tem ideias ou ideais próprios. Suas afinidades confundem-se nas mesmas intenções, mesmos planos e objetivos. Defendem-se mutuamente. Um por todos e todos por um.

As afinidades que os unem nem sempre correspondem a uma compatibilidade de gênio ou de pensamento. O grupo forma-se também por colegas de comunidades externas, como é o caso daqueles que pertencem a alguma religião, algum clube, família, maçonaria, grupo político, associação cultural etc. São as chamadas "panelas" ou "igrejinhas". É pouco provável que cada professor pertença a mais do que um desses grupos isolados concomitantemente.

Considerando as funções universitárias, são também constituídos os grupos dos clínicos, dos pesquisadores, dos políticos universitários etc. Um corpo estranho dentro da comunidade.

A tendência dos componentes de cada um desses grupos é a de se preservarem a qualquer preço. Para tal, ajudam-se e defendem-se reciprocamente. Corporativismo explícito. Opinam e votam perpetuamente com seu grupo.

Quando é um só grupo, o prejuízo não é grande, mas quando são vários ou muitos a sociedade dividida não mais se governa. A identificação entre os colegas é prejudicada e a separação torna-se iminente. O princípio da coletividade cai por terra e todos perdem com isso.

O pior é quando começa a competição entre os grupos, que gera brigas e cisões.

Professor que resiste à aposentadoria – aposentar-se é o sonho de muitos, seja para conseguir um novo trabalho e acumular salários, seja para gozar de uma inatividade sem fim – uma pré-morte.

Mas há os professores que se apegam tanto ao seu cargo funcional, que preferem adiar *sine die* sua retirada. Uns deles continuam sendo úteis, fazendo suas pesquisas, orientando e até dando aulas. São dedicados à causa, querem prosseguir contribuindo.

Outros se apegam ao cargo porque não querem perder sua condição, seu poder de mando, seu ambiente de amigos e algumas outras condições tidas como benefícios. Recusam-se a fazer o que faziam antes: dar aulas e cumprir outras obrigações próprias do professor. Ocupam indevidamente seu espaço. Um espaço que poderia ser mais bem ocupado por outro alguém.

Estes são os que não sabem sair; custam a enxergar que não estão agradando, um moribundo que não quer morrer. Dificultam a benéfica e almejada renovação. Negam chance de ingresso aos mais novos.

A idade dessas pessoas e o respeito que granjearam pelo tempo trabalhado dificultam a aproximação dos colegas para uma conversa séria sobre uma aposentadoria real e definitiva. E lá ficam eles, atrapalhando e sendo alvo de críticas e chacotas.

Lembro-me de um caso chocante e desagradável ocorrido há bastante tempo. Um professor já velho e ultrapassado resolveu aposentar-se, para gáudio dos que iam permanecer. Consumado o ato, a primeira providência da chefia do departamento foi trocar a fechadura daquela que fora sua sala. Logo depois chega o aposentado e tenta entrar, não consegue, pergunta, reclama e ouve o que não queria ouvir. Sua antiga sala estava agora ocupada por outro docente, que antes se encontrava mal acomodado. Fato chocante e desagradável. Porém, a rigor, necessário.

Para concluir

São de minha índole a observação constante e o acompanhamento atento dos acontecimentos do cotidiano. Minha percepção às vezes apanha algo não observado por outros. Por isso, acho cabível formular o que vejo, mas sem a mínima pretensão de esgotar o assunto. Como diz Ferreira Gullar, apenas "dou palpites".

Os tipos extremos apresentados e descritos não costumam existir em sua pureza. No lugar de puros são, no mais das vezes, mistos ou combinados.

Assim, os introvertidos às vezes se integram, os que só agem em grupos têm rápidos surtos de vivência coletiva, os egoístas resolvem colaborar e os colaboradores por vezes se omitem, dependendo de vários fatores. Vejo por mim, que não sou individualista, mas prefiro me isolar algumas vezes. E apesar de me considerar colaborador, já colecionei alguns casos de não colaboração.

No final de contas, a universidade, como se sabe, tem configuração universalista. Os tipos são muitos e, na convivência com eles, todos devem ser compreendidos e, até certo ponto, respeitados.

Referências bibliográficas

Farias IM. S. Inovação, mudança e cultura docente. Brasília: Liber Livro; 2006.

Hargreaves A. Profesorado, cultura y postmodernidad: cambian los tiempos, cambia el profesorado. 2ª ed. Madrid: Morata; 1998.

QUARTA PARTE
O ENSINO EM SALA DE AULA

15. O uso diversificado de técnicas didáticas

> "Em primeiro lugar, importa romper com o espírito de rotina, que nada cria, mas, antes, cristaliza, embrutece, esteriliza".
>
> **Rubens C. Romanelli**

Busco em meus textos anteriores um início resumido que esclareça de antemão o que pretendo abordar neste capítulo. Aqui está.

"O professor deve pensar sempre em seu produto – o aluno –, colocando-o no centro do processo de aprendizagem e tornando-o assim um parceiro nesse processo. Além disso, deve ter em mente que o alunado não constitui um grupo homogêneo. Não apenas uma classe é diferente da outra, como também cada indivíduo tem a sua concretude própria. Isto supõe diferentes formas de aprender.

Alguns aprendem melhor pela visão, devendo então priorizar a leitura, fazer anotações, usar esquemas, desenhos, ilustrações, construir imagens mentais, escrever. Há os que aprendem melhor pela audição; recomenda-se a eles ficarem atentos às aulas expositivas, às explicações no laboratório, estudar lendo em voz alta, debater com os colegas. Outros ainda aprendem significativamente quando realizam atividades ou quando constroem alguma coisa durante as aulas.

A adoção de técnicas didáticas diversas é útil e necessária, porque atende a essas diferenças individuais, deixando de favorecer sempre os mesmos alunos que têm mais facilidade para aprender, de acordo com certo tipo de ensino. Se o professor insiste em ministrar aulas expositivas, apenas e sempre, beneficiará aquele grupo da audição e prejudicará os demais alunos. Além disso, a rotina das aulas, sempre iguais, leva a uma monotonia às vezes insuportável. É um tremendo golpe na motivação dos alunos" (Madeira, 2010).

Metodologia variada

Além da vocação para aprender, mais um motivo para se variar o feitio das aulas é a preferência manifesta de alunos por certas atividades. Tapia e Fita (2006) advertem que há alunos que adoram fazer trabalho de pesquisa em grupo, outros não. Quando se refere à exposição do aluno em desempenhos de papel, seminários e outras atividades em que a exibição ao público é inevitável, alguns detestam participar, outros desejam e amam. Gadotti (2006) explica que "só é possível conhecer quando se deseja, quando se quer, quando nos envolvemos profundamente no que apreendemos".

De fato, um padrão ortodoxo de aulas, do início ao fim da disciplina, vai na contramão da motivação. Recorro a Regis de Morais para a confirmação: "Assim como o refrão é o cansaço da melodia, a ortodoxia é o refrão do pensamento". Ortodoxia no sentido de inflexibilidade, rigidez de opinião, tradicionalismo.

É melhor selecionar e aplicar técnicas pedagógicas diversificadas para fugir da cansativa repetição.

Mas, apenas conhecer muitos procedimentos de ensino (técnicas, estratégias, atividades, métodos) e empregá-los alternadamente, em uma sequência recorrente, sem buscar fundamentos na ciência da educação e sem levar em conta outros fatores (uso em função dos objetivos e conteúdos de ensino, do momento em que será usado e das características da plateia), seria uma variação inconsequente.

Além disso, ao contrário da mania tecnicista de alguns que usam os procedimentos como um fim e não como um meio, há que se levar em conta os ideais educativos. Não é usar por usar.

Até agora falei dos benefícios que a variação de técnicas daria aos estudantes, mas os professores também se beneficiariam. Sairiam da vida rotineira, que é uma vida insípida, de reações reflexas por que já está tudo condicionado e seriam desafiados a renovar e atualizar o ensino e a agir com criatividade.

Vantagens

A variação de técnicas didáticas no decorrer do curso traz os seguintes benefícios:

1. evita a rotina daquelas aulas expositivas de sempre;
2. impede a platitude das aulas sempre iguais;
3. atende às necessidades de todos os alunos que aprendem de formas diferentes e necessitam realizar atividades variadas;
4. adéqua-se ao local de trabalho, o tamanho da classe, o horário da aula e às características da assistência;
5. obriga o professor a refletir sobre o emprego de uma técnica e a buscar fundamentação teórica;
6. testa uma série de procedimentos, no meio dos quais encontrará os melhores ou mais adaptados à sua classe de alunos;
7. faz com que o professor passe mais tempo ao lado do aluno, e vice-versa, durante algumas atividades que não sejam aulas expositivas;
8. facilita a cooperação entre os alunos, decorrente de algumas atividades grupais;
9. estimula o interesse e o esforço dos alunos para aprender;

10. mostra que não existe receita mágica única que determine o melhor aprendizado;
11. varia as formas de comunicação com o aluno;
12. aumenta a experiência de aprendizagem do aluno e consente que ele opine sobre o valor das várias estratégias, comparando-as, por que passou a conhecê-las;
13. motiva, renova e dinamiza o ensino, evitando monotonia;
14. força o professor a ser resiliente (flexível, aberto, criativo, livre, empático, inteligente. e assim buscar atitudes inovadoras e criativas;
15. por extensão, aponta para a aplicação equilibrada da variabilidade de formas de avaliação, que também traz benefícios.

Desvantagens

Não consigo vislumbrar nenhuma. Talvez, com a colaboração dos leitores, eu consiga deparar com alguma desvantagem e inserir na segunda edição. Alunos rotineiros não gostam de novidade e outros querem somente aula expositiva para não fazer nada além de escutar (quando escutam); estes podem se queixar da "trabalheira" a que ficam obrigados. Não considero desvantagem nenhuma destas duas, pelo contrário, promovem atividade no sentido de trabalho novo e mais dinâmico. O esforço requerido mexe com a mente e com o corpo dos envolvidos na aprendizagem e suscita inovação.

Dar trabalho ao professor poderia ser uma desvantagem se ele fosse preguiçoso e egocêntrico, se pensasse apenas nele e não nos alunos.

Alternativas

Na rotatividade de procedimentos didáticos há dois tipos básicos de participação. Aquele em que os alunos são os principais atores porque realizam, como na pesquisa, no estudo dirigido e nos trabalhos individuais e em grupos, e o professor orienta. É como no esporte coletivo, em que os atletas são os principais atores porque realizam e o técnico orienta a distância, e também como na aula prática de pilotagem, em que o aluno manobra o avião e o professor voa junto como se fosse o copiloto.

O outro tipo é aquele em que o protagonista principal é o professor, que ensina, como nas explicações e demonstrações.

A partir desses tipos, há múltiplas opções de estratégias didáticas; é necessário que o professor as conheça e saiba usar para escolher bem, tendo em vista as transformações pretendidas. Decidir que atividades os alunos realizarão é uma das tarefas mais criativas.

Redução de aulas expositivas

Ao insistir na necessidade da alternância de fórmulas pedagógicas, pensa-se logo em modificações na aula expositiva, que é o meio de ensino exageradamente utilizado por quase todos os professores. A referida redução é tanto a diminuição de sua duração, quanto a de sua frequência.

Há muitas escolhas para a substituição completa da aula teórica pura e assim torná-la menos frequente. Entretanto, ela continua sendo útil e deve permanecer como alternativa de ensino – um enfoque sobre ela é apresentado no próximo capítulo.

O outro recurso é juntá-la com várias estratégias de ensino, dentro do tempo regulamentar destinado a ela, tornando-a mais curta. Assim, são usadas várias opções para mudar de contínuo as formas de comunicação com o aluno e alcançar as vantagens relacionadas mais atrás.

Concluindo, espera-se e exige-se, no cenário contemporâneo, que o professor amplie seu repertório de métodos de ensino e os empregue em ações diversificadas. A atualidade exige essa capacidade do professor, essa renovação do fazer pedagógico.

Referências bibliográficas

Gadotti M. Um legado de esperança. 2ª ed. São Paulo: Cortez; 2006

Madeira MC. Sou professor universitário; e agora? 2ª ed. São Paulo: Sarvier; 2010.

Tapia JA, Fita EC. A motivação em sala de aula. 7ª ed. São Paulo: Loyola; 2006.

16. A aula expositiva

> Por que a aula expositiva é criticada por "todos", mas é a técnica didática mais utilizada por "todos"? Além de criticada tem sido combatida e muitas são as alternativas apresentadas a ela, mas continua a constituir a rotina pedagógica de sempre.
>
> **(do autor)**

Críticas à aula expositiva

A aula expositiva é, incontestavelmente, o modelo mais representativo do ensino tradicional. Para muitos professores, não é simplesmente a técnica didática de primeira escolha, mas a única. Apesar de ser combatida e tachada de técnica pedagógica superada, antediluviana como já foi chamada, resiste bravamente a todas as intenções de mudança que aparecem. Permanece firme como nunca, predominando sobre qualquer outra opção didática.

Este é um dos motivos que, a meu ver, negam a previsão otimista da substituição desse nosso ensino tradicional por um ensino reflexivo, crítico, criativo, como se deseja, no futuro próximo. Continuo presumindo que nossos alunos vão ouvir muita aula expositiva e, além disso, desacompanhada de outros procedimentos pedagógicos.

A aula é um discurso; o discurso é uma aula. Comentários sobre discursos são comuns: "seria menos chato, não fosse aquele discurso"; "uma 'discurseira' que não acabava mais..."; "discurso tem de ser curto, senão ninguém aguenta". Repito: discurso é uma aula. Depois disso, pelo visto, aula também é chata e ninguém aguenta.

Tem sido mais pesadamente criticada por não ser um processo interativo, mas um processo unilateral em que o professor é o elemento ativo e o aluno o passivo. O professor decide o que, como e por quanto tempo deve reproduzir, numa transmissão oral, o conteúdo de sua disciplina. O receptor, o aluno que ouve, tenta entender o que é narrado e sua única participação na aula é eventualmente a expressão de uma dúvida ou de um pedido de bis da explicação.

A popularidade da aula expositiva

O professor crê que a classe é um grupo homogêneo dependente de si. Segundo ele, todos teriam a mesma possibilidade de aprender, porque teriam o mesmo interesse e a mesma condição de captar e digerir a informação. Crê também que a aula se esgota em si mesma e que, portanto, não precisa de *feedback* (Godoy, 1988).

Aula dialógica, que seria uma possibilidade de avanço, é rejeitada: "sai do ritmo, dá trabalho, consome tempo, cria confusão na sala". Aula em combinação com outros procedimentos didáticos como a dinâmica de grupo, o estudo dirigido e outros (Libâneo, 1998) também é descartada por professores que dizem querer evitar agitação, mas o que querem mesmo é não abdicar de seus hábitos. Segundo eles, é preferível manter a aula naquele seu padrão linear, ortodoxo, de ação unilateral, como sempre foi.

Com os alunos acontece o mesmo. Preferem a aula expositiva sem novidades, as que não exigem deles mais do que a presença.

A verdade é que essa "ineficiente" e "superada" técnica não está ultrapassada. Desde o tempo de nossos avôs continua a ser amplamente empregada nas universidades e demais instituições. E mais: despejar conteúdos sobre a plateia serve de modelo para outras atividades. Um exemplo é a exportação da aula expositiva para os concursos de titulação e provas de seleção docente, nos quais costuma ser a única prova didática exigida. O mesmo ocorre no exame geral de qualificação da pós-graduação. A exemplo disso, a apresentação prévia de uma tese no momento da defesa também é uma aula expositiva. As comunicações nos congressos também são feitas nos moldes de aulas expositivas. Fora do âmbito universitário vemos aulas expositivas por toda parte – no discurso do político, na sustentação oral do advogado, na apresentação de um projeto, na pregação do religioso.

De fato, a aula expositiva tem grande popularidade porque agrada tanto a professores quanto a alunos. Estes gostam dela porque não requer deles, obrigatoriamente, esforço ou participação. Os professores também gostam porque economizam tempo – comunicam-se com grande número de alunos ao mesmo tempo, sem que precisem, necessariamente, passar-lhes a palavra. Além disso, a aula dá visibilidade ao orador com seu poder oratório e enseja falar de si, demonstração de lances sensacionais, grandes arroubos e reconhecimento de sua sabedoria (Madeira, 2010).

Treinar a aula

Ao ponderar sobre o melhor procedimento de ensino, Sant'Anna e Menegolla (2002) dizem que "... o melhor professor é aquele que, em cada situação particular, souber empregar a mais adequada técnica de ensino para comunicar-se fazendo com que o conteúdo possa ser entendido e assimilado sem distorções". Nesse caso, se a aula expositiva é a estratégia mais adequada para se alcançar objetivos em uma determinada situação, então deve ser empregada.

Entretanto, o que se espera da aula do professor é que seja alterada para se tornar um meio de mobilizar o aluno, para obter sua participação. Nada é pior em Pedagogia que uma aula desinteressante dada por um professor desinteressante. Há professores que desenvolvem o conteúdo de maneira burocrática, como se quisessem logo se livrar da obrigação. Alguns não alteram o tom de voz, do começo ao fim; outros nem mexem suas sobrancelhas durante toda a aula. Para essas aulas insossas, rejeição total. Miller (1967) afirma que a qualidade técnica dos sermões nas igrejas é geralmente superior à das aulas proferidas nas faculdades.

Aulas dinâmicas, ao contrário, não são rejeitadas. Imaginemos um assunto atraente por natureza transformado em uma aula rica de recursos por parte do professor. Ele seduz a plateia com seu palavreado apropriado e moderno, com timbre de voz cambiante, com alternâncias de posturas de corpo, com gestos e expressões faciais variados, com bom-humor e descontração, com apelos à participação da assistência, sem pressa para encerrar. A boa aula dá vida a ideias que podem estar contidas em um livro. Vivifica fatos e informações que repousam friamente nas páginas do livro.

Tudo bem, aula não é *show* de entretenimento, mas também não é velório. Melhor que seja alegre do que triste. Fazer cena enquanto se ensina é bom; fazer cena sem ensinar é péssimo.

Imaginemos ainda que um ator vá representar no palco um professor dando uma pretensa boa aula. Que fará ele? Obviamente entrará em um período de ensaios com supervisão de um diretor de cena. Treinará até conseguir agir como um verdadeiro professor na sua melhor aula. O diretor acompanhará o desempenho, fazendo as correções necessárias, sugerindo mudanças, aplaudindo o que ficou bem feito e talvez gravando em vídeo.

Imaginemos agora um professor inexperiente que esteja se preparando para proferir sua melhor aula. Pois então, não poderá ele fazer o mesmo que foi feito pelo ator? Aliás, neste caso não é ele um ator universitário? Não poderá contar com um diretor, no caso seu orientador, tutor, colega mais experiente? Se gravar a cena não favorecerá a observação da atuação?

É isso aí, treinar não é breguice. Treina-se um breve discurso para impressionar a pessoa amada, para justificar o namoro ao pai dela, para homenagear alguém, para prestar depoimento mentiroso na polícia. Por que não treinar a aula? Treinada, ela fica melhor.

Recomendações específicas para aulas expositivas tradicionais

A aula é sua – seja autêntico. Nada de fazer como os outros fazem. Nada de ortodoxia. Dentro de seu conhecimento e seu estilo, considere os objetivos da aula, faça o planejamento, decida sobre o conteúdo e a forma de apresentá-lo, selecione o material instrucional e vá em frente.

Já na sala de aula, dirija-se a todos os alunos, indiferentemente, distribuindo o olhar a todos durante a preleção. Aulas extensas com mais de 20 ou 30 minutos e com multiplicidade de informações costumam ser aborrecidas.

Seja autêntico, imaginativo e engenhoso. Ilustre bem a aula com exemplos extraídos do cotidiano e de conformidade com o interesse e com o entendimento do aluno. Entremeie as exposições com pausas para desestruturar o aluno, o qual fica esperando o recomeço com redobrada atenção. Procure sedimentar os ensinamentos mais importantes, reapresentando-os sob formas diferentes ou sob novas abordagens. Outra boa ideia é começar com uma grande pergunta ou com um caso, que será reativado na sequência da aula. Sobre o uso de recursos audiovisuais, consulte o Capítulo 18.

Humor sem graça é fatal. Não tente contar casos engraçados se não tiver jeito para isso. Mesmo assim, aborde os assuntos mostrando senso de humor, de acordo com a sua identidade pessoal.

Faça o que achar melhor (depois de refletir) para o aproveitamento da sua aula. Como curiosidade, mas só por curiosidade, tenho uma colega que, para calar a classe, distribui pirulitos a seus alunos a fim de obter silêncio necessário ao tipo de aula que ela ministra. O pirulito dura uma aula. Quando começam a falar, a aula já terminou.

Ao fechar a aula, é recomendável recuperar, em um breve resumo, sua essência, para dar consistência à aprendizagem. Na expectativa da próxima aula, é bom avisar o que dará continuidade em termos de assunto e estratégia de abordagem. Informados, poderão se preparar com antecedência para uma eficiente participação.

Referências bibliográficas

Godoy AS. Didática para o ensino superior. São Paulo: Iglu; 1988.

Libâneo JC. Didática. 16ª reimpressão. São Paulo: Cortez; 1998.

Madeira MC. Sou professor universitário; e agora? 2ª ed. São Paulo: Sarvier; 2010.

Miller GE (org.). Ensino e aprendizagem nas escolas médicas. São Paulo: Cia. Edit. Nacional (USP); 1967.

Sant'Anna IM, Menegolla M. Didática: aprender a ensinar. 7ª ed. São Paulo: Loyola; 2002.

17. A palestra
(uma modalidade de aula expositiva)

Na área da saúde há dois tipos de palestras. Em um deles, o teor é uma síntese de trabalho científico ou um resumo de pesquisas; pode ser também uma coletânea de assuntos do domínio do palestrante ou o que tem de melhor no conhecimento de sua área de estudo. Enfim, isto tudo se resume ao chamado tema livre.

O outro tipo é uma palestra específica sobre um tema científico ou pesquisa realizada. Pode ser ainda a síntese dos resultados dessa pesquisa, combinados com o impacto dentro da ciência, e os benefícios gerados para a sociedade.

Em ambos os casos, o orador pode optar seja por uma apresentação formal, tipo conferência, seja por uma aula tranquila, livre e leve. Depende do assunto e depende da plateia.

De qualquer modo, não pode prescindir de habilidades pedagógicas, incluindo a utilização de recursos tecnológicos.

A palestra é uma aula expositiva

No mais das vezes, é isso mesmo. Mas não uma preleção rotineira como aquela para uma classe de graduação. É uma alocução ou conferência sobre um determinado tema de relevância. Presume-se que seja um dos temas preferidos ou de grande domínio do conferencista. O que ele tem de melhor.

Na prática, a palestra é algo mais ou menos assim: uma aula expositiva mais longa que a habitual, proferida por um especialista conhecido do público pelo seu bom trabalho. A assistência, maior que aquela das salas de aula, acomoda-se nas confortáveis poltronas do salão nobre ou do anfiteatro e tem início a apresentação do tema. Como se trata de assunto que o palestrante domina, ele sabe que atingirá o público interessado, mas utiliza alguns artifícios (meios, recursos) para melhor se fazer entender e para evitar possibilidade de tédio ou indiferença por parte da plateia. Porque mesmo que o assunto seja importante e de interesse imediato, a forma da apresentação pode levar ao cansaço.

Daí, os artifícios que o palestrante treinado usa são a agilidade (na movimentação gestual, na entonação da voz, na rapidez da sequência ou sobreposição rápida dos assuntos), a interação com o auditório (formulação de questões, pedidos de exemplos, de complementação do tópico enfocado) e a narrativa de casos geralmente espirituosos acontecidos com ele ou com seus conhecidos. Algumas pessoas da plateia os anotam para depois contarem em suas próprias palestras ou aulas, dando o crédito ao autor ou não dando. Se não der, será uma cópia sem-vergonha.

Esses casos simpáticos servem de contraponto à explicação difícil de entender porque quebram o rigor da aula, tornando-a mais interessante e evitam que os sonolentos durmam de vez.

Por outro lado, formalismo e burocracia na palestra tolhem a liberdade. O orador burocrata não encanta – ensina com regras. Não sai do eixo, não apresenta variações, atem-se ao *script* e ao tempo de exposição – é formal. Não aproveita lances correlatos, fatos recentes, acontecimentos da hora, condições que possam mudar o rumo e o enfoque.

Palestra puramente científica

A palestra de exposição de conceito, teoria ou pesquisa científica "pode funcionar como instigação, comunicação, conhecimento de pesquisa e pesquisador, compartilhamento de ideias e horizontes de conhecimento" (Demo, 2009).

Palestras semelhantes são aulas de apresentações de trabalhos em congressos, relatos de pesquisa e apresentação do resumo de uma tese no início da cerimônia da defesa.

Nesses tipos de palestra, o investimento pesado na estética da aula de lances engraçados, excesso de eloquência e algumas "pirotecnias", que Pedro Demo chama de "enfeite de defunto", não é recomendável. Fica muito mais apropriado usar recurso assim em palestras menos científicas, menos formais e menos circunspectas.

Considerando que os aspectos de fundo e essência foram bem trabalhados, o palestrante ainda precisa cuidar de aspectos superficiais de forma. Não deve ficar "paradão" o tempo todo, sua voz não deve sair em uníssono, sempre no mesmo tom, recursos audiovisuais precisam ser bem planejados para evitar excesso, falta ou extemporaneidade, a alocução não pode ser longa e o assunto central não pode comportar muitos desvios.

Com estas medidas, evita-se que a aula seja do tipo espada – comprida e chata –, mas que seja do tipo biquíni – curta, cobrindo apenas as partes essenciais, como diz o Dr. Afonso L. Ferreira.

Essas recomendações servem também para discursos de formatura e comemorativos que, se longos e fora da técnica oratória, cansam e enjoam.

Minhas palestras

Tenho assistido a muitas palestras e proferido outras tantas, colhendo sucessos e insucessos na apresentação e observando atentamente a atenção e o aproveitamento do público.

Tenho feito palestras de uma, duas, três e quatro horas. A de uma hora é aquela do recém-citado tipo biquini, que todos querem ver, cobre somente o que interessa e não cansa a assistência, tampouco o orador.

A de duas horas é menos perfunctória porque o tempo mais dilatado permite aprofundamento. As de três e de quatro horas são exatos minicursos.

Já estendi a duração para oito horas, mas me arrependi e hoje não repito mais. Meus assuntos não admitem tão longa preleção sem divagações. E a divagação fere a objetividade.

Palestras de quatro horas

Mas vamos analisar melhor o tempo de exposição. Um pequeno curso de quatro horas, na prática, passa a ser um pequeno curso de três horas. Explico. O horário brasileiro consente atrasos. O público chega 15 a 20 minutos depois da hora marcada para o início, especialmente se a atividade for matutina, ou então é a turma da organização que bloqueia o pessoal na entrada para colher assinaturas, distribuir as mais variadas e estranhas coisas (números para sorteio etc.) ou recolher pagamentos ou prendas (1kg de mantimento), quando há cobrança.

Depois vem o ritual da apresentação do professor que tanto pode ser objetivo quanto cheio de prolixidade. Quando são gestores os que se encarregam da apresentação ao público, em geral aproveitam para falar de sua administração e suas obras.

Aí entra o palestrante com a esperada introdução, que faz menção a algumas ideias iniciais para revelar seu pensamento, suas convicções e os objetivos da palestra. Esta primeira abordagem passa a ser a melhor e a mais legítima apresentação do orador e do tema.

Depois de "esquentado o motor" com essas palavras preparatórias, a plateia fica pronta para receber o tema em si. E lá se foram mais 15 minutos. Outros pequenos atrasos podem ficar por conta de ajustes no aparelho de projeção de imagens ou no controle do som.

O indefectível intervalo ocorre um tempo depois, às vezes obedecendo ao momento em que o café é servido. Quando a plateia é formada por alunos de graduação, o lanche é longamente degustado, o que demanda não os 15 minutos sugeridos, mas o dobro disso. Quando não é de alunos de graduação, o tempo de degustação do lanche é o mesmo... ou maior. Já com o estômago cheio, alguns vão embora.

A maioria fica, assiste ao resto e a falação termina antes do horário final para dar tempo à sessão de perguntas e discussão, sorteio de brindes (quando há), agradecimentos ao palestrante seguidos de agradecimentos aos agradecimentos e a entrega de certificado de participação, algumas vezes acompanhado de um ramalhete de flores (onde é que vou pôr isso?) ou um mimo de lembrança – aquela caneta prateada com nome gravado ou uma placa de prata. Pode ser também algo típico da região (bebida, pacote de café, obra de artesanato ou doces para os não diabéticos e para os diabéticos também).

Aí vem o melhor: refeição com aquela conversa cordial, agradável, explicações adicionais para os mais interessados, trocas de ideias e informações, tudo regado a vinho tinto, se for no jantar.

Planejamento da palestra

É sempre necessário conhecer previamente as condições que serão encontradas: local, recursos disponíveis, horário, tamanho e qualidade da plateia (quem, quantos, o que querem). Com esses dados à mão, são traçados os objetivos, especificadas as estratégias didáticas e selecionados os recursos audiovisuais se for o caso. Para diversificar modos de apresentação, sempre que posso introduzo técnicas variadas, que fogem do habitual e são geralmente bem recebidas. Tenho empregado a tempestade cerebral, dinâmicas de grupo e demonstrações práticas, se o grupo não for grande.

Às vezes o planejamento fura. Recentemente, planejei para uma assistência de 40 pessoas de um determinado curso, todavia, sem eu saber, os organizadores convocaram (não foi convite, foi convocação), na véspera, todos os professores da instituição, o que deu uns 350! O pior é que muitos dos convocados estavam revoltados devido à compulsoriedade da presença e ficaram irrequietos, causando bulício no auditório.

De outra feita, convidado para falar sobre anatomia dental em uma jornada organizada por alunos de Odontologia e de Prótese Técnica, acabei enfrentando uma assistência que, além dos alunos, era composta de dentistas, protéticos, professores de Odontologia e professores de Prótese. Como dosar o nível? Foi fogo! Haja jogo de cintura!

O terceiro percalço foi um apagão de seis horas ocorrido no início de uma palestra durante a qual eu pretendia projetar uma série enorme de figuras na tela.

Precisamos todos nós estar preparados para essas eventualidades. O planejamento deve incluir a possibilidade do imprevisto.

Avaliação da palestra

"A palestra foi boa?" Com um sim, não ou mais ou menos, um dos ouvintes responde. Isto é uma avaliação. Porém, para auscultar bem, todo o auditório deve participar.

Como nada garante que a plateia captou ou que irá pôr em prática os ensinamentos, é preciso avaliar os efeitos produzidos, a eficácia da comunicação da maneira como a mensagem afetou o receptor e o atingimento dos objetivos propostos (Burke, 2009). Ajuíza ainda o autor que, se o palestrante "não conseguir aquilo que espera obter de seus ouvintes, será um péssimo comunicador, mesmo que o público o considere um grande conferencista (e vice-versa)".

Para uma avaliação escrita, há formas apropriadas de questionários objetivos que quantificam os itens perguntados e outros, do tipo qualitativo, que permitem respostas livres.

Outros indicativos, como o comportamento e o interesse do público, sua reação diante de certas análises ou fatos e a permanência no local até o término, podem ser computados.

O conferencista deve criar, de preferência ao final, uma atmosfera que permita perguntas e considerações várias. Esse debate pode ser um sinal do grau de interesse e curiosidade do público. As palmas não representam um bom sinal – não são confiáveis.

Fico pensando que os pregadores religiosos, os candidatos políticos, os comentaristas e tantos outros discursadores deveriam avaliar sua fala. Quiçá alguns não voltassem a falar.

São oportunas as palavras de Miller (1967) para encerrar o assunto: "quando bem-sucedido, abrem-se para o orador as portas de um novo mundo e o estímulo consequente para aprofundar estudo, pesquisa ou ação".

Referências bibliográficas

Burke TJ. Por uma revolução de qualidade no ensino: invertendo o paradigma. Petrópolis: Vozes; 2009.

Demo P. Professor do futuro e reconstrução do conhecimento. 6ª ed. Petrópolis: Vozes; 2009.

Miller GE (org.). Ensino e aprendizagem nas escolas médicas. São Paulo: Cia. Edit. Nacional (USP); 1967.

18. Recursos audiovisuais

[A primeira metade deste capítulo foi inicialmente publicada em Madeira (2010) e volta agora com pequenas modificações.
A segunda metade, de dois subcapítulos, é totalmente nova].

O estudante de hoje pertence a uma geração eletrônica, isto é, a que cresceu na frente do computador e tem grande intimidade com a imagem, com o movimento e com a velocidade da informação. Para o jovem, na apresentação de um fluxograma, os assuntos e as imagens devem suceder-se com grande celeridade, porque rapidez e dinamismo fazem parte da cultura da aprendizagem atual.

Ao transportar para a sala de aula meios eletrônicos para produzir imagens e sons, o professor reproduz a técnica vigente baseada na sobrecarga de informações, excesso de movimentos e muita velocidade. As frases são imensas, formadas por letras que vão surgindo sei lá de onde e encaixando-se perfeitamente, num encadeamento que chama (e também desvia) a atenção e diverte. As imagens, bastante coloridas e chamativas, sucedem-se freneticamente, numa movimentação nervosa que deixa a assistência inquieta. "Mais assusta do que convence de sua real utilidade" (Kenski, 2003).

"E quanto mais imagens vemos, mais deixamos de enxergar a realidade. É tanta chuva de imagens que não mais exercemos a imaginação. E o que é pior, bem pior: confundimos a imagem do real com o próprio real ou, mais exatamente, tendemos a colocar a imagem acima do real" (Ramos-de-Oliveira, 2003).

Antigamente não havia o recurso dessa parafernália tecnológica; mesmo assim as faculdades formaram os grandes cientistas que fizeram a história da ciência.

O uso judicioso da tecnologia educacional

A atração pela velocidade de comunicação promove planejamentos de aula em que a sistematização, os encadeamentos lógicos das ideias, as pausas e a sedimentação são postos de lado. Esquece o professor que assim procede, que a aprendizagem necessita de ritmo e de tempo para ser bem feita. É mais a lentidão do que a velocidade, que ajuda a entender o assunto em foco.

Mas às vezes ocorre o contrário: numa sucessão demorada, imagens desnecessárias tomam a tela e seus longos textos são lidos vagarosamente, para uma plateia alfabetizada! Recurso utilizado dessa forma mais serve de cola para o professor do que como meio auxiliar para a condução da aula.

Aquino (2007) condena a reprodução veloz de imagens como se fosse "uma exposição de vendas, um treinamento profissional, uma palestra de autoajuda (...) numa repetição literal do que já está disposto na tela". Sem falar pela própria boca, o apressado professor reduz a narração, que deveria ser mais detalhada, "em favor da racionalização e da produtividade pedagógica" para uma plateia quieta. Quieta, silente, acomodada porque fica desestimulada a agir mais ativamente.

O apresentador passa a ser um mero leitor de slides, um coadjuvante, em vez de criar palavras e imagens em tempo real como quando utiliza (bem) o quadro como personagem central. Sobre isso, Cintra (2006) preconiza apenas a projeção de palavras-âncora na tela, em vez de texto, e também projeção gradual e animação. "E o apresentador interrompe frequentemente a apresentação, trazendo a atenção para si e tornando-se o ator principal da apresentação".

Enfim, tudo isso é o tecnicismo a serviço do docente, que se agarra à telemática para agilizar seu ensino e acaba usando-a como um fim e não como um meio. Não para pra pensar criticamente por que usar. Na maioria das vezes, utiliza a nova tecnologia para estar em dia com a ordem vigente, com a moda, com os padrões estabelecidos e com a pressão cultural. Há que se submeter à nova ordem, sob pena de exclusão profissional. Subjacente a isto, pode-se notar "a forma arrogante e desdenhosa com que técnicos e tecnólogos encaram os educadores, numa nova forma de submissão intelectual" (Kenski, 2003).

É certo que uma boa série de imagens, estáticas ou dinâmicas, ilustra bem e ajuda a entender o que o professor está explicando. Eu aplaudo o uso judicioso (ver o título do subcapítulo) de multimeios.

Porém abomino seu uso indiscriminado. Usar por usar. Ou por que é moda! Deveria ser moda isso sim o professor cuidar de si, preparar-se melhor, treinar para se comunicar melhor, tornar-se capaz de envolver o auditório nas suas apresentações.

Tenho um colega que dizia, no tempo dos diapositivos: "não conheço meus alunos; só dou aula no escuro". Este e tantos mais transformaram a telemática em ídolo, uma obsessão que prende os colegas a uma constante apreensão de rechear suas aulas com uma parafernália de recursos audiovisuais. No lugar de recursos, acabam sendo o direcionador da atividade didática. A tecnologia passa então a ser sua patroa e não sua empregada.

As lindas imagens projetadas não têm significado se não estiverem atreladas a uma aula também linda. É como "um excelente violino sem o talento do violinista (...) não passa de um objeto de decoração" (Meirieu, 2008).

Audiovisuais associados

Em disciplinas como a Anatomia, em que a descrição da forma é imperativa, figuras em projeção são indispensáveis como complemento de sucintas explicações. Somente as figuras: desenhos e fotos. Ao divisar os elementos anatômicos na tela, os alunos vão identificando-os e articulando-os com suas funções. Anatomia descritiva por textos apresentados na tela é uma agressão à inteligência do aluno.

Miller (1967) ajuíza que os dispositivos audiovisuais se destinam a estender a amplitude normal dos sentidos visão e audição, aumentar a rapidez e a efetividade da aprendizagem específica, mas a explicação do professor tem de causar mais impacto que a projeção. Às vezes são mal-empregados ou usados para fins jamais pensados. Se a qualidade do que está sendo projetado é ruim pode dar sono; não há sono no cinema porque o filme é bom (apesar do escuro).

No tempo dos *slides*, certa vez me esqueci de levar todos os selecionados para aula que ia dar em outra cidade. Obrigado a improvisar, acabei proferindo uma aula que foi melhor que a anteriormente planejada. Se eu tivesse feito com antecedência a pergunta de Gil (2008) "O alcance dos objetivos da disciplina fica muito prejudicado se os recursos tecnológicos não puderem ser aplicados?" eu teria reconsiderado a utilização do recurso e nem o teria selecionado. Certamente, neste caso não havia justificativa para seu uso.

Tecnologia avançada

Em relação à utilização de recursos audiovisuais na educação há um crescente e rápido avanço. Das primeiras apresentações em *power point*, do tele-ensino, cursos a distância e videoconferências, aos dias de hoje, a velocidade do avanço é enorme. "Já há recursos para que um curso seja dado sem interferência humana. As aulas são gravadas e todos os debates, exercícios e notas são feitos por um programa de computador", escreveu na Folha (13/1/2011) G. Dimenstein. O professor será dispensável, pois será mais caro e menos eficiente do que uma tela de computador.

Porém, o ensino a distância nunca substituirá o ensino presencial com vantagem. Pode até ser mais dinâmico, ágil, com as melhores aulas dadas por professores virtuosos e com a possibilidade de o usuário interagir em tempo presente com a fonte. No entanto, sempre faltará aquela necessária interação face a face, uma relação humana prenhe de sentimentos. É como no relacionamento social pela internet, o *facebook*, por exemplo, que nunca será igual ao relacionamento pessoal.

Mas, a realidade de hoje é o aumento ostensivo da utilização da tecnologia em substituição a antigas práticas. Os congressos de educação, nas suas áreas comerciais, são invadidos por aparelhos tecnológicos modernos. Outro sinal é o uso das avançadas pranchetas *tablets* em lugar dos cadernos convencionais. Selbach (2010) prevê que "os alunos das próximas gerações não mais saberão o que significa 'quadro-negro'. Assistidos por professores modernos, suas salas de aula ou 'laboratórios de aprendizagem' já não mais exibirão esse artefato, substituídos por lousas eletrônicas eficientes e complexas. Seus cadernos com folhas de papel serão substituídos por avançados *tablets*, que em uma prancheta eletrônica integra celular e computador de última geração. Mas esse tempo, que para muitos já chegou ou cedo chegará, é, para outros, ainda distante..."

Bem, minha intenção não era simplesmente propor meios para resolver questões de tecnologia educacional, mas agitar o assunto e provocar inquietações que, seguramente, gerarão reflexões, tendo em vista que tudo que se pode fazer para se preparar a fim de praticar uma boa docência é um compromisso nosso.

Referências bibliográficas

Aquino JG. Instantâneos da escola contemporânea. Campinas: Papirus; 2007.

Cintra JCA. Data-show + PowerPoint = lousa + giz? In Kuiri NP, Silva ANR. O ensino no campus USP São Carlos: inovações e inovadores. São Carlos: CETEPE-EESC-USP; 2006.

Gil AC. Didática do ensino superior. 3ª reimpressão. São Paulo: Atlas; 2008.

Kenski VM. Novas tecnologias na educação presencial e a distância I. In Barbosa RLL (org.). Formação de educadores: desafios e perspectivas. São Paulo: Editora UNESP; 2003.

Madeira MC. Sou professor universitário; e agora? 2ª ed. São Paulo, Sarvier; 2010.

Meirieu P. Carta a um jovem professor. 1ª reimpressão. Porto Alegre: Artmed; 2008.

Miller GE (org.). Ensino e aprendizagem nas escolas médicas. São Paulo: Cia. Edit. Nacional (USP); 1967.

Ramos-de-Oliveira N. Educação e emancipação. In Barbosa RLL (org.). Formação de educadores: desafios e perspectivas. São Paulo: Editora UNESP; 2003.

Selbach S (org.). Ciências e didática (Coleção Como Bem Ensinar). Petrópolis: Vozes; 2010.

19. Aula expositiva associada a outras técnicas didáticas

> Por que a tão criticada aula expositiva, tida como ineficiente,
> é a única prova didática exigida nos concursos e nas provas de
> seleção docente, pelo menos até onde eu sei, nas áreas biológicas
> e da saúde?
>
> **(do autor)**

Uma das maneiras de se evitar o excesso de aulas expositivas puras seria associá-las a uma ou duas outras atividades. Dessa forma, o tempo destinado à aula expositiva ficaria dividido com outras estratégias usadas combinadamente. Seria uma maneira de variar as formas de comunicação com o aluno e tornar a aula teórica mais curta, o que é sempre desejável. Modalidades de ensino que podem ser, de uma maneira ou de outra, agregadas a aulas expositivas são propostas a seguir.

Aula expositiva + Aula de laboratório

As disciplinas que têm ensino prático, além do teórico, naturalmente oferecem abundância de atividades. E é na diversidade que se aprende melhor.

É preferível diminuir o tempo em sala de aula e aumentar o de laboratório, onde, segundo Miller (1967) "o aluno pode trabalhar por conta própria e em seu ritmo, de acordo com sua habilidade, interesse, necessidade e aptidão. Ao aceitar o desafio do desconhecido, inicia uma experiência direta e ganha satisfação pessoal ao término da tarefa". Outra qualidade deste estudo é a estreita relação com o professor e com os colegas dentro do laboratório.

Exemplificando, no caso da Anatomia, o cadáver a ser dissecado ou com suas partes dissecadas, será o melhor professor. A preleção sobre um órgão, por exemplo, requer do aluno muita imaginação e esforço para tentar entender seu contorno, forma, posição, relações etc., conforme a descrição do mestre. Acompanhado do professor, ao exame de um órgão ou dissecando a região desse órgão, por exemplo, o aluno terá ciência muito mais precisa de seu aspecto, morfologia, tamanho, cor, consistência e relações com estruturas vizinhas. Ao notar o órgão em posição, usando as próprias mãos, o aprendizado será mais real, porque "é necessário fazer para saber".

Agora sim, com esse tipo de estudo, sua noção sobre o órgão em questão será bastante mais completa. Uma possível explicação do professor, aliando teoria à prática, será mais produtiva.

Devido à importância, o assunto será abordado com mais profundidade no Capítulo 21.

Tempestade cerebral + Aula expositiva

Tanto pode ser nesta ordem, quanto na ordem aula expositiva + tempestade cerebral, que é também chamada de explosão de ideias. Se o professor preferir começar com a tempestade cerebral, que assim seja. Acho que fica até melhor e é assim que faço frequentemente nas minhas aulas de Anatomia.

Quando leciono, por exemplo, sistema digestório, peço aos alunos que levantem termos referentes ao assunto, para desencadear a atividade. Isto já serve como uma avaliação diagnóstica, pois percebe-se o quanto os alunos já conhecem do tema.

Os termos lembrados podem ser estômago, intestino, alimentação, deglutição, defecação... o que já dá para iniciar explicações. Os alunos ficam atentos porque foram eles que deram a partida. O professor vai trabalhar em cima das ideias deles, podendo também eles próprios dar sequência com leitura e discussão em grupos.

Aula expositiva + Dinâmica de grupo

Da mesma forma que no capítulo anterior, a dinâmica de grupo pode entrar antes ou depois da aula expositiva. Imaginemos que o início da aula seja a apresentação de um caso ou de uma grande pergunta. Esse começo terá uma força indutiva porque o caso ou a pergunta irão deflagrar conjecturas as mais variadas até chegar ao fecho da aula, que serão as considerações finais do professor por meio de uma breve aula expositiva. Naturalmente, o assunto do início dirá respeito à aula e deverá ser do domínio, pelo menos parcial, dos alunos.

Mas o começo também pode ser a aula expositiva do professor, que irá oferecer subsídios para uma bela discussão em grupo, na sequência.

O debate será sobre algo conhecido ou parcialmente conhecido, com material preparado para a discussão, para melhor explorar e analisar os fatos e para aumentar a compreensão daquilo que já se conhece. De nada vale discutir sobre algo que ignoram.

Aula expositiva + Estudo dirigido

No caso da combinação da aula expositiva com métodos de trabalho independente, cabem aqui as mesmas recomendações já feitas sobre aulas curtas, dinâmicas, cheia de exemplos. Esta própria associação de técnicas de ensino já limita o tempo a ser destinado à aula expositiva.

Quanto à independência na efetivação do estudo, ela pode ser quebrada. Estou pensando em estudos dirigidos que podem ser feitos de maneira individual, mas também grupal.

Aqui também o estudo dirigido pode vir antes ou depois da aula. Depende da argúcia de o professor decidir o que é melhor para o desenvolvimento da atividade do dia, até o fim. Assim, o estudo será preparado para iniciar um assunto que será arrematado pelo professor na segunda parte ou ficará para a segunda parte, como se fosse uma complementação ou consolidação da aula expositiva prévia.

Aula expositiva + Sistema Personalizado de Instrução

O Sistema Personalizado de Instrução (SPI) é também um método de trabalho independente porque o estudante recebe instruções escritas para realizar um estudo individual e na sua própria cadência. A diferença com o estudo dirigido é que o professor está mais presente, com seus reiterados esclarecimentos de quando em quando, para os alunos em geral. Servem para contextualizar o assunto, para elucidar pontos de dúvida, oferecer informações adicionais, esclarecer questões polêmicas; são dados oralmente no feitio de uma pequena aula expositiva. Podem ser trocados por demonstrações práticas, se for o caso e conforme o tema em estudo. Outra diferença é a atenção individual que o professor dedica, quando solicitado.

Seminário + Desempenho de papéis (dramatização)

Nesta atividade, o professor é mais espectador que outra coisa. Ela é dedicada aos alunos, que tomarão a iniciativa de desenvolverem um tema. Apresentar um tema por meio do seminário escolar é algo comum no ensino superior. Mas acrescentar a técnica da dramatização, que é um teatro com personagens e papéis variados, é uma associação que vale a pena arriscar produzir em sala de aula. O desempenho servirá para problematizar o que foi apresentado antes ou então para dramatizar o assunto, dando-lhe um reforço.

É uma ideia, a qual pode ser rejeitada ou aceita para teste. Se for rejeitada, a dramatização pode ser associada a uma aula expositiva, o seminário pode ser conduzido sem estar atrelado à aula e assim por diante.

O desempenho de papéis, também chamado sociodrama, é um recurso ou modalidade de ensino democrática, participativa e reconhecidamente útil para a aprendizagem.

Aula expositiva + Estudo de caso

A aula tem sido aqui recomendada como uma exposição oral que geralmente precede outra atividade. Ela é vantajosa nessa combinação porque serve de "arrumação", de explicação do tema a ser desenvolvido, de histórico, de introdução, de contextualização, de conceituação, de motivação, de informação, enfim, há sempre um espaço (pequeno) para a instalação da atividade por meio de uma aula explicativa. Mas o estudo de caso (a situação-problema) pode ocorrer sem que seja antecedido por uma aula.

A aprendizagem por meio de situações-problema é uma atividade estimulante, mexe com os alunos – ao se confrontarem, os alunos promovem "um interessante conflito cognitivo" (Selbach, 2010). Os casos são debatidos muitas vezes em nível interdisciplinar, portanto com a participação de professores especialistas de várias subáreas ou disciplinas. Há cursos montados tendo por base o estudo aprofundado de casos ou problemas próprios da profissão, como é o caso de um método específico, a aprendizagem baseada em problemas. Estudo neste formato, cuja sigla é PBL, do inglês (*Problem Based Learning)*, está sendo bastante propagado no meio do ensino médico. Outras profissões começam, timidamente, a se interessar pela metodologia. Equipes multidisciplinares integram-se para elaborar e desenvolver os problemas em torno de temas que se encaixam dentro de módulos sequenciais específicos. Essa metodologia "transfere o papel do professor para o aluno, que passa a ser o ator principal na construção de seu aprendizado" (Iochida, 2004).

Aula expositiva + Ensino com pesquisa

A aula expositiva pode ser introdutória, contextualizante e esclarecedora quanto ao trabalho a ser realizado. Alguns pontos principais em relação à abordagem podem ser colocados, tais como algumas ideias e exemplos, conceitos e teorias que possam contribuir para a realização do trabalho.

Apresentado o tema (e suas partes ou divisões, se for o caso), parte-se para o estudo em classe, com bibliografia à disposição, com trocas de ideias, novidades científicas, dados novos. O aluno socorre-se de outros recursos, geralmente após a permanência em sala, tais como entrevistas, relatórios ou artigos científicos, filmes, internet e outras fontes de informação. O professor está sempre atento a toda movimentação do aluno e, sem interferir na elaboração e na autonomia, orienta-o tecnicamente, dá sugestões e faz críticas edificantes. O trabalho criado é finalmente apresentado dentro de um prazo que fora estipulado.

Obviamente, o papel do professor não será o de mandar os alunos pesquisarem, mas o de orientar a fazer a pesquisa, desde o começo até o fim, incluindo aí o relatório final.

"A metodologia do ensino com pesquisa assenta-se na busca da produção do conhecimento pelos alunos e pelos professores com autonomia, com criticidade e com criatividade" (Behrens, 2005). E tem os objetivos de "desenvolver o raciocínio diante de problemas propostos pela realidade imediata, por meio da observação, investigação e reflexão (...) e propor alternativas de solução" (Carlini, 2008).

Encerrando...

Minha experiência com as modalidades de ensino citadas é grande, com exceção de uma delas. É a que deixei por último: a educação pela pesquisa, que o Professor Demo também chama de reconstrução do conhecimento. Dentro da Anatomia, utilizo uma estratégia prática que contém alguma semelhança, conforme descrevo sucintamente em outra parte deste livro, porém a verdadeira prática da pesquisa em aula não faz parte de meu repertório. Ao reconhecer sua eficácia, por ser metodologia dinâmica, crítica e criativa, prevejo o seu recrudescimento e a sua inserção em uma nova pauta, no futuro do ensino universitário.

Para quem não está familiarizado com as técnicas mencionadas, o capítulo seguinte oferece um resumo de todas elas, extraído de meu livro "Sou professor universitário; e agora?", profusamente citado nesta e nas demais cinco partes. Se preferir ter acesso à descrição mais pormenorizada, consulte o original.

Observação: quando o professor não é único, mas tem um ou mais colegas de disciplina, a equipe pode trabalhar em conjunto, o que é óbvio em algumas das opções de aula citadas neste capítulo (Aula de laboratório, Estudo de caso e Ensino com pesquisa). Naquelas em que a obviedade parece estar faltando, talvez não esteja. Quem já deu aulas expositivas em dupla sabe que, além da viabilidade, o sucesso é quase certo. A tempestade cerebral dirigida por dois professores concomitantemente também parece ser não apenas factível, porém mais dinâmica e interessante. Confesso que isso ainda não tentei. Minha experiência de trabalho conjunto é grande em Dinâmica de grupo, Estudo dirigido, Sistema Personalizado de Instrução e Seminário.

Referências bibliográficas

Behrens MA. O paradigma emergente e a prática pedagógica. Petrópolis: Vozes; 2005.

Carlini AL. Procedimentos de ensino: escolher e decidir. In Scarpato M (org.). Os procedimentos de ensino fazem a aula acontecer. 2ª reimpressão. São Paulo: Avercamp; 2008.

Iochida LC. Metodologias problematizadoras no ensino em saúde. In Batista NA, Batista SH. Docência em saúde: temas e experiências. São Paulo: Editora Senac; 2004.

Miller GE (org.). Ensino e aprendizagem nas escolas médicas. São Paulo: Cia. Edit. Nacional (USP); 1967.

Selbach S (org.). Ciências e didática (Coleção Como Bem Ensinar). Petrópolis: Vozes; 2010).

20. Descrição abreviada de cada técnica didática

As técnicas didáticas sugeridas para serem utilizadas em combinação com a aula expositiva são descritas a seguir, com arrimo na sua descrição prévia em Madeira (2010). Contudo, o texto original foi modificado e sumarizado.

Tempestade cerebral

É uma técnica de grupo que pode ser classificada como técnica de "esquentamento", porque prepara a atenção e o interesse da classe em relação a um tema. Normalmente, reina muita espontaneidade e animação no desenvolvimento da técnica. Grupos pequenos e mesmo muito grandes se veem bastante envolvidos, mostrando iniciativa e criatividade ao emitir suas ideias. Geralmente as ideias são pertinentes, bem aproveitadas na sequência para o aprofundamento de seu significado.

Por ser versátil, esta técnica admite adaptações, mas consiste, basicamente, do seguinte:

1. orientação (rápida) sobre a técnica;
2. apresentação de um tema a ser explorado; a preferência é por um tópico novo do conteúdo da disciplina;
3. solicitação aos alunos para se expressarem em relação ao tema, pronunciando (gritando) uma palavra;
4. a regra é não pensar muito, mas proferir o que lhe vem à cabeça, mesmo que seja algo insólito, meio louco; roubar e transformar as ideias do outro também vale; nenhuma crítica é permitida; tempestade é isso: o imprevisível; ela faz entrar no ilógico, para depois voltar ao lógico;
5. as palavras eclodidas, que sintetizam as ideias dos alunos, vão sendo escritas, de preferência no quadro para todos acompanharem;
6. o professor esperto escreve, ele mesmo, ao mesmo tempo em que vai pensando no sentido das palavras e vai ordenando-as de modo a ajuntá-las de acordo com os seus significados;
7. se for dado um tempo entre esta primeira parte e a segunda que vem a seguir, o trabalho esfria e pode ser comprometido; por conseguinte, o rápido prosseguimento é requerido;

8. como o professor fica sem tempo, rapidamente faz o melhor que pode para proceder à análise e ao agrupamento final das opiniões; é aconselhável não desprezar nenhuma palavra, mas aproveitar todas até para fazer alguma brincadeira, o que cai bem numa técnica socializante como esta;

9. o professor aproveita as manifestações espontâneas dos alunos para montar e proferir imediatamente uma rápida aula expositiva improvisada sobre o tema e assim o novo assunto fica introduzido; depois é só dar continuidade, talvez com outra estratégia;

10. ou pode aproveitar o material levantado para dar-lhe novo tratamento por meio de uma dinâmica de grupo ou alguma técnica individualizante.

Como variante da técnica, os últimos itens podem ser de responsabilidade dos alunos para incentivar a iniciativa e a criatividade. São eles que selecionam e analisam as ideias e trabalhando-as em grupo, visando aprofundar o significado das opiniões e estabelecer novas concepções, conceitos, relações e julgamentos.

Dinâmica de grupo

Corresponde a técnicas socializantes ou atividades pedagógicas coletivas. Favorecem a desinibição, o relacionamento interpessoal e a cooperação, o pensamento criativo, maneiras de se expressar e o saber ouvir. A literatura descreve cada técnica com seus passos padronizados em sucessão, cuja rigidez pode ser quebrada para ajustes, de acordo com o ideário do professor. Sua leveza e flexibilidade permitem mudanças adaptativas às condições do momento. Pode até acontecer de ele não repetir integralmente os mesmos passos da técnica cada vez que a utiliza, devido às constantes modificações implantadas.

Técnicas de "esquentamento" (geram interesse e atenção em relação a um tema)

"Tempestade cerebral" – já descrita anteriormente.

"Discussão 66" – grupos de seis alunos, com seu secretário ou relator e animador, debatem um mesmo tema durante seis minutos. Cada componente do grupo tem um minuto para se expressar. É dado um tempo para a organização das conclusões. Há uma reunião conjunta de todos os grupos, sendo que cada relator escreve no quadro as conclusões de seu grupo. Como última etapa, pode haver um debate entre os relatores e os demais membros.

As muitas variantes possíveis desta técnica incluem aumento no número de componentes na constituição do grupo (sete, oito?) e dilatação do prazo para encerrar a discussão.

"Técnica da pergunta circular" – um grupo arranjado em círculo, liderado pelo professor, recebe deste uma pergunta. As respostas vão sendo dadas sucessivamente, podendo haver um tempo preestabelecido. Entretanto, o poder de percepção do professor é que deve determinar quando pedir que as discussões cheguem ao auge e logo se encerrem.

Técnicas de criatividade (para obtenção de novas concepções e soluções)

"GV-GO" – a turma é dividida em dois grupos de 15 ou menos participantes e com funções diferentes. Os grupos são dispostos em círculos concêntricos e têm até uma hora para discutir. O GV (grupo de verbalização) discute o tema no círculo de dentro e o GO (grupo de observação) acompanha o trabalho do GV no círculo de fora, relata e analisa toda a dinâmica. O professor não fala, somente observa. Posteriormente, os papéis dos grupos são invertidos. Os membros do GO podem trocar bilhetinhos com opiniões sobre a discussão em curso pelo GV. Também aqui, cada grupo deve ter relator e animador. Quando o relator está expondo deve haver silêncio, sem nenhum aparte, pergunta, protesto ou apoio. No final, o professor complementa com novas observações e faz a avaliação e o fechamento.

"Técnica de elaboração progressiva" – reunião em pares durante uns cinco minutos para levantar ideias sobre um tema, uma questão, um problema. Cada par se reúne com outro par, formando um grupo maior, de quatro membros, para rediscutir o mesmo assunto. Em continuação, é feita nova junção e o grupo resultante passa a ter oito pessoas. Os assuntos são retomados numa discussão mais ampla, com novos matizes, novos ângulos, para que sejam refeitas as conclusões a que chegaram os grupos menores anteriores. A formação de grupos de 16 pessoas é viável e fica a critério do professor, porém, se preferir, encerra a discussão e parte para uma plenária, durante a qual os secretários de cada grupo relatam as conclusões e os demais participantes intervêm com suas colocações, perguntas e contestações. O professor participa da plenária e complementa com novas observações, faz a avaliação e o fechamento.

Técnicas de aprofundamento (para se chegar a conclusões com estudo detalhado de temas ou de situações polêmicas)

"Técnica dos intergrupos" (ou painel integrado, ou integração horizontal-vertical) – reunião em subgrupos de quatro a oito elementos. Cada um recebe um número, de acordo com o número de seu grupo, digamos que sejam quatro no total: 1111, 2222, 3333, 4444. Passam a discutir sobre um tema, uma pergunta, uma situação-problema, sendo que cada subgrupo discute sobre um tema diferente. Em seguida são formados novos subgrupos, compostos por membros representantes de cada um dos subgrupos anteriores (reunião dos elementos 1, 2, 3 e 4, para formar quatro grupos: 1234, 1234, 1234, 1234), que trarão para o novo subgrupo as conclusões de seu subgrupo inicial. Sem apartes, cada representante relata as conclusões de seu subgrupo para posterior discussão e, desta forma, vários e diferentes problemas são rediscutidos nesta segunda etapa, para complementar ou modificar as primeiras conclusões. A discussão pode ser encerrada nesse ponto se todas as conclusões foram analisadas ou pode evoluir para a abertura de uma sessão plenária a fim de retomar as ideias elaboradas para uma discussão final. Numa terceira etapa, os grupos iniciais são reorganizados para uma retomada de tudo que

foi discutido e análise de uma nova proposição, mais abrangente, que tenha como ponto de partida as conclusões a que se chegou nas etapas precedentes. O encerramento se dá sob forma de sessão plenária, onde são relatados os conteúdos das discussões e as experiências vividas. De preferência, o tema deve ser estudado de maneira que cada grupo analise um de seus aspectos ou itens.

"O seminário por grupos diversificados" – não deixa de ser uma técnica de aprofundamento, como dinâmica de grupo que é. É descrito mais adiante, em "Seminário escolar".

Estudo dirigido

Este modelo de ensino é também conhecido como "ensino programado". Sua construção é sustentada por pressupostos teóricos, técnico-pedagógicos e caracteriza-se por exigir participação ativa do aluno, pelo progresso da aprendizagem no ritmo de cada um e pelo fornecimento de *feedback* imediato em relação a correções de respostas.

O aluno fica excitado para solucionar os problemas e concluir o trabalho por seu próprio esforço e o professor fica livre para exercer sua função de coordenador ou facilitador da aprendizagem, em interação com os alunos. A tarefa pode ser individual, em duplas e até em grupos maiores; pode ser adotado no decorrer da aula ou pode ser feito em horários extraclasse; pode ser impresso e produzido com as possibilidades oferecidas pelo computador (possibilita a inserção de figuras e de respostas comentadas, instantâneas, aos testes de autoavaliação), desenvolvido em HTML e disponibilizado para uso *off line*.

A técnica prevê exercícios de investigação a fundo dos temas já tratados e enfatiza questões polêmicas para um aprofundamento no assunto. Entretanto, sua versatilidade permite variações em seu uso. A adaptação que proponho é a de ser uma tarefa de assimilação do conteúdo, de consolidação dos conhecimentos e de uma avaliação formativa. É um estudo adicional que propõe nova maneira de entender um assunto, de maneira complementar e sob novo enfoque.

Roteiros de estudo dirigido podem ser acionados pelo computador, no *link* "Saiba mais" e depois, "Estudo dirigido", do *site* www.anatomiafacial.com (Cruz Rizzolo e Madeira, 2008). Além dos estudos dirigidos, o *site* exibe testes de autoavaliação isolados.

Sistema Personalizado de Instrução (SPI)

Também conhecido como Sistema Keller (seu idealizador) de ensino.

Por ser versátil, esta técnica admite adaptações, mas consiste basicamente do seguinte. Depois de enunciadas as regras do estudo pelo professor, a metodologia desta técnica de ensino adota os seguintes princípios e procedimentos:

1. o aluno desenvolve o estudo no seu próprio ritmo de progresso e é constantemente estimulado por um sistema de recompensa (reforço positivo);

2. o estudo é dividido em unidades, cada uma com objetivos bem precisos e com um guia de estudo;
3. os procedimentos são claramente definidos, de tal modo que o aluno pode fazer o estudo por conta própria;
4. preleções e/ou demonstrações são realizadas durante o estudo, quando uma parte da classe estiver pronta para apreciá-las;
5. é facultado ao aluno terminar as tarefas numa velocidade compatível com sua capacidade, de tal forma que nem todos terminam ao mesmo tempo;
6. é garantido atendimento individualizado durante o programa de estudo;
7. é permitido ao aluno apresentar-se para a avaliação somativa quando se julgar pronto, mas há limites para completar o programa no final do semestre ou do ano, conforme o caso.

O planejamento e a preparação do material são trabalhos domésticos, o texto é preparado para ser usado pelos alunos no computador ou em folhas impressas. Pode ser modificado, atualizado e reaplicado nos anos seguintes.

O estudo "personalizado" demanda presença, atenção e acompanhamento do professor, até mesmo de maneira individualizada. Mas, enquanto os alunos estão trabalhando fica livre para exercer seu papel de acompanhar, comandar o processo, dar direção e dar suporte aos alunos.

Depois de algumas sessões, se o aluno estiver preparado para a avaliação, ele a solicita. Se atingir a nota (conceito) mínima estabelecida passa para outro estudo. Se não atingir, tem novas oportunidades até conseguir o grau de competência desejado.

Desempenho de papéis (dramatização)

Trata-se de um tema ilustrado, dramatizado. É uma realidade ou situação vivida dramaticamente, para melhor compreendê-la. Tanto os protagonistas que desempenham papéis quanto os observadores (o professor entre eles) passam a entender o caso de maneira mais esclarecedora. É o tema ilustrado.

O desempenho de papéis pode ter sua encenação planejada com antecipação, como pode surgir de imprevisto, com improvisação total. O que não pode faltar é a definição de um objetivo. Em ambos os casos não há ensaios. Os atores, geralmente voluntários, antes de começar sua improvisação, conversam entre si e procuram criar um clima emocional favorável. Os não atores colaboram para isso.

Cada um, representando seu personagem, começa a cena com a maior naturalidade possível para reproduzir bem a situação que foi combinada. O envolvimento emocional deve se estender aos espectadores.

Assim que haja material suficiente para discussão posterior, o professor interrompe a cena e passa a coordenar a discussão. Os primeiros comentários devem ser daqueles que tiveram papéis atribuídos em relação ao seu desempenho. Depois, o grupo todo passa a se expressar sobre o trabalho realizado, perguntando, sugerindo, julgando e até propondo a repetição da cena, com duração maior ou menor, com inversões de papéis ou não, com atores novos ou não, para esclarecer melhor o problema que a cena evocou ou para alcançar de maneira mais convincente o objetivo proposto.

Tiradas as conclusões, a discussão é encerrada. O professor toma a palavra e "amarra" o assunto com suas considerações finais.

Imaginar situações concretas, que sejam significativas e que possam ser interpretadas na sala de aula, não é difícil. É preciso dar asas à imaginação e criar uma situação que tenha um ponto de chegada (objetivo) e que possa ser interpretada por uma equipe de alunos.

Seminário escolar

Neste modelo de estudo, o professor não é o principal protagonista; fica na retaguarda, orientando os procedimentos. Os alunos têm autonomia para desenvolver o tema proposto, fazendo suas investigações, escrevendo o texto, buscando informações, entrevistando especialistas, discutindo entre si os resultados, reunindo material didático, enfim, construindo o seminário e, no final, apresentando as conclusões.

Os colegas e o professor assistem e fazem algumas intervenções durante a apresentação e comentários adicionais no final. A apresentação do seminário pode ser feita na modalidade mesa-redonda com o professor (bastante contestador/provocador/estimulador) e membros dos grupos de alunos (sendo pelo menos um deles o relator de cada grupo), assistida pelos demais. A simples exposição de dados deverá ser substituída por amplo debate, incluindo a participação da assistência.

O verdadeiro escopo do seminário é realizar uma ação conjunta de professor e alunos para desenvolver um trabalho coletivo de pesquisa, com coleta de dados, sua organização e análise, para se chegar às conclusões. A perspectiva é essa: produzir conhecimento, cujos resultados estão na dependência do esforço coletivo, mas na prática essa simplificação é o que geralmente acontece, pelo menos nos cursos de graduação.

Com mais maturidade e espírito de investigação, os alunos já graduados estão mais bem preparados e motivados para cumprir esse "trabalho científico", que deverá ser algo problematizante e consumir cerca de dois meses de trabalho extraclasse. Por esse motivo, a técnica é mais apropriada para ser usada em cursos de pós-graduação.

Há duas variantes da técnica que são frequentemente usadas: o seminário-relâmpago, um tipo simplificado e adequado para a graduação, e o seminário por grupos diversificados, com quatro grupos que executam funções diferentes e que, portanto, é mais complexo.

Ensino pela pesquisa

Trabalhos domésticos escritos pelos alunos constituem uma prática bastante disseminada no ensino superior. Dá-se o tema, pede-se que façam consultas bibliográficas e aguarda-se a entrega do produto. O estudo com pesquisa é iniciado na sala de aula, com fontes diversificadas de informação, como revistas, livros, fotos, filmes, com trocas de ideias com os colegas e com o professor. Este acompanha todo o processo como um mediador. O aluno pensa e trabalha por conta própria, aprendendo assim a ganhar autonomia. A orientação por parte do professor não é do tipo paternalista, não fere a autonomia, não dirige o pensamento do aluno. Tal como no modelo de estudo anterior (seminário), o papel do professor é o de ficar na retaguarda, no entanto, pronto para qualquer eventualidade. Do aluno é esperado grande empenho e que transite por diversos ambientes educativos, como biblioteca, videoteca, hemeroteca, *sites* na internet, entre outros. Registrar as conclusões, descrevendo o processo de intervenção na realidade, e apresentá-las.

Entretanto, alerta-nos Bagno (2009) que, "antes de pedir a eles que façam por conta própria uma pesquisa, você deve mostrar a eles como se faz este tipo de trabalho". Realmente, devido ao divórcio entre o ensino médio e o superior, duvido que o aluno tenha aprendido antes. Não tem, pois, o hábito de pesquisar e ignora como fazer.

Segundo Demo (2009), o estudo pela pesquisa "funciona de dentro para fora, porque é uma elaboração própria, criação, reconstrução do conhecimento, enquanto o que ele chama de "instrucionismo" (a aula) "funciona de fora para dentro" e de cima para baixo, autoritariamente, substituindo a necessidade de pesquisar e estudar.

Da mesma forma, Chizzotti (2007) critica o ensino tradicional porque se limita a mostrar o que está feito, a transmitir o conhecimento acumulado. Ao passo que o ensino pela pesquisa visa "orientar as pessoas a conseguir as informações necessárias para resolver os problemas que a vida oferece, sejam eles cotidianos, profissionais ou sociais".

Minha experiência com essa atividade não é das melhores. Mas, ao aceitar os argumentos dos autores acima, reconheço nela um valor inestimável.

Referências bibliográficas

Bagno M. Pesquisa na escola: o que é, como se faz. 23ª ed. São Paulo, Loyola; 2009.

Chizzotti A. Metodologia do ensino superior: o ensino com pesquisa. In Cunha MI (org.). Reflexões e práticas em pedagogia universitária. Campinas: Papirus; 2007.

Cruz Rizzolo RJ, Madeira MC. Site www.anatomiafacial.com, link: "Saiba mais", e depois, "Estudo dirigido"; 2008.

Demo Pedro. Professor do futuro e reconstrução do conhecimento. 6ª ed. Petrópolis: Vozes; 2009.

Madeira MC. Sou professor universitário; e agora? 2ª ed. São Paulo: Sarvier; 2010.

21. A aula prática

> "O que ouço eu esqueço; o que vejo eu lembro; o que faço eu sei"
>
> **(brocardo chinês)**

As minhas muitas leituras recentes de textos de cunho pedagógico não depararam com abordagens sobre o ensino prático laboratorial, clínico ou de campo. Os especialistas em educação, teóricos, pesquisadores, docentes, com seus saberes forjados nas ciências humanas, são pródigos a nos brindarem com belas publicações pedagógicas, nas quais abundam considerações filosóficas, fundamentações teóricas e abordagens técnicas. Mas estas não têm abarcado, especificamente, o trabalho psicomotor básico, dos primeiros anos, e aplicado, da fase profissionalizante, dos cursos biológicos e da saúde.

A impressão que me deixa é a de que seus textos sejam destinados a colegas pedagogos, das licenciaturas, mas não a outros especialistas, ainda que também sejam docentes. Não me refiro à abordagem teórica em relação ao domínio psicomotor com enfoque básico ou geral. Refiro-me ao ensino aplicado específico, na confrontação professor-aluno no ambiente da prática.

Parêntese. Vou dar um testemunho esclarecedor, como exemplo.

Testemunho

No tempo em que eu fazia parte de um grupo que se reunia em rodízio em alguns campi da UNESP para debater ensino, sob a orientação de colegas pedagogas, estive na cidade delas para ministrar um curso de Anatomia, baseado na dissecção de cadáveres. A prática era feita pelos participantes do curso, sob a orientação de meu colega professor e minha. Assim como em uma operação o cirurgião muitas vezes não sabe o que vai encontrar em termos de patologia ou mesmo de anatomia, na dissecção também pode haver novidade em termos de variação ou de anomalia anatômica. Por isso mesmo, o trabalho prático de dissecção é uma pesquisa (busca e descoberta) porque a anatomia dos elementos descobertos pode ser aquela que se esperava encontrar, como pode não ser.

Tendo combinado encontro com as colegas no próprio local onde era ministrado o curso, foi aí que elas tomaram contato com um tipo de ensino que desconheciam e que reputaram ser muito rico. Na qualidade de professoras de Didática, Metodologia de Ensino e Prática de Ensino, ficaram observando o meu trabalho e o do meu colega por largo tempo, durante o qual fizeram muitas perguntas e anotações. Realmente, o pessoal da Pedagogia tem ficado alheio a este tipo de ensino, muito comum nas universidades.

Na minha área principal de trabalho e primeira linha de pesquisa, quando um orientando perguntava onde encontrar determinado assunto eu prontamente lhe dava a pista bibliográfica. Mas, nesta linha de assuntos pedagógicos, que mal domino, não sou capaz de logo me lembrar de bibliografias pertinentes. Deste modo, a didática da prática clínica e laboratorial pode talvez contar com várias publicações, mas a única que tenho ciência é o texto de 10 páginas, "Trabalho prático", do livro de Miller (1967). Conheço também, provenientes da área médica, pequenos textos à guisa de manual ou guia de trabalhos práticos laboratoriais dirigidos a alunos e professores. São informações, recomendações, procedimentos resumidos em poucas folhas. Estas simples normas de trabalho docente, mas com intenções didáticas, talvez sejam providenciadas para preencher a lacuna existente na literatura.

Mas, a despeito da carência bibliográfica, conheço professores que fazem demonstrações práticas soberbas e orientam a prática dos alunos com maestria invejável. E essa pedagogia do ensino prático é deles. Podem até ter se iniciado com o auxílio de outros, mas desenvolveram um estilo próprio. Não partiu da leitura de alguma publicação pedagógica ou de algum seminário, oficina ou curso sobre o ensino prático, mesmo por que, como foi dito, o pedagogo não tem olhado para este lado.

Interdependência teoria-prática

Obviamente, uma depende da outra. Na tentativa de integrá-las, os cursos da área da saúde, pelo menos os 11 ou 12 nos quais já lecionei, costumam iniciar um assunto com aulas expositivas de duração determinada – geralmente uma hora. Essa abordagem inicial que pretende ser introdutória, informativo-explicativa e básica precede a aula prática, de quase três horas, no mais das vezes, sobre o mesmo assunto. O que se vê na teoria vê-se depois na prática para melhor compreensão.

Este tipo de organização, que tem sido inquestionável, costuma ser previsto no horário de aulas (teórica das 8:00 às 9:00h e prática das 9:00 às 12:00h). Felizmente para mim, que prefiro não optar por essa divisão de horário, costuma haver flexibilidade na organização das aulas, o que me permite usar meios diferentes de integração teoria-prática.

Sem se referir especificamente ao tipo de ensino prático, que é o propósito deste capítulo, Demo (2002) lembra que faz parte dos saberes profissionais "unir teoria e prática porque este vaivém é fundamental no processo de (re)construção do conhecimento" e que "os cursos deverão sempre incluir a teorização das práticas ou a prática assistida (...) para unir conhecimento e intervenção e para vivificar as práticas por meio do retorno crítico e criativo à teoria". Teorização da prática não significa que se deve buscar na própria aula teórica fundamentos para refazer a prática, mas buscar isto no embasamento ou fundamentação teórica que alicerça a prática. Assim, entende-se melhor o que ele quer dizer com questionar a prática, desvendar seus vazios, e a díade atualização e envelhecimento para propor novas alternativas de condução da prática. Tudo isso baseado em outras linhas de pensamento, paradigmas científicos, novos dados, inovação didática que venham renovar a aula quanto ao seu conteúdo e à ação docente. É a prática refletida (leitor, responda em sã consciência: quantos são aqueles que renovam, periodicamente, suas aulas práticas?). O professor é um leitor crítico de sua prática. Assim, a rejeição da dicotomia teoria-prática está subsidiada em Demo (2002).

Costa (2002) também mete a colher na conversa: "o saber, o conhecimento, não vem da prática, mas da abstração reflexionante 'apoiada sobre' a prática. A prática é, por conseguinte, condição necessária da teoria, mas, de modo algum, sua condição suficiente".

A aula prática

Como minha experiência de quase 50 anos não é de jogar fora e como tenho colecionado algum êxito no ensino prático e, também, como minha proposta neste livro é socializar as experiências docentes bem-sucedidas ou produtivas, minha fala agora tem a ver comigo mesmo.

Particularmente, prefiro atuar mais no laboratório que na sala de aula porque isso permite que me aproxime do aluno, que o atenda pessoalmente, orientando-o, corrigindo-o e dialogando ou debatendo com ele. O estudo laboratorial possibilita discussões em pequenos grupos, dentro dos quais os alunos se sentem à vontade para conversar sobre seus anseios, dificuldades, projetos etc. A interação é superlativa.

Agrada-me também, na aula prática, ter a possibilidade de investigar, indagar, descobrir, produzir porque muitas vezes a prática que se promove é de resultados imprevisíveis e não estereotipados. As situações-problema variam nas aulas e mesmo nos grupos de alunos de uma aula, seja pelas várias propostas de trabalho do professor, seja pelas condições inusitadas que podem ocorrer com seres vivos (pacientes, animais de laboratório) e até com seres mortos (cadáveres), que não são todos iguais, porque apresentam variações anatômicas e até anomalias. Então, o trabalho prático se parece com a investigação científica, cujas conclusões podem ser uma surpresa.

Na aula prática, o professor vivencia uma posição de mediador muito mais do que de instrutor. "Ele não coloca o aluno simplesmente para fazer algo, mas faz com que o aluno entenda, compreenda como fez isto ou aquilo, baseado em reflexões, análise dos procedimentos e rediscussão dos erros" (Costa, 2002).

A aula expositiva preocupa-se com o ato de ensinar, geralmente saberes elaborados por outros que não nós mesmos e, portanto, já conhecidos e seguidamente repetidos. Não há pesquisa, não há construção, não há surpresa. É aquilo mesmo, o de sempre.

O trabalho prático tem como objetivo mais marcante a "aquisição de sólida compreensão de fatos ouvidos em preleções, lidos em livros ou periódicos, observados em demonstrações ou discutidos nos debates (...) também permite adquirir aptidões específicas na manipulação de equipamentos, instrumentos de registro, bem como em observação, documentação, análise de dados e síntese de resultados". Além disso, "dá ensejo à experiência direta, à utilização de vários sentidos, à satisfação pessoal de levar a termo uma tarefa, aceitação do desafio do desconhecido (...) investigar por conta própria e incentivo à curiosidade" (Miller, 1967).

Nos meus laboratórios (possessivo carinhoso) teoria e prática caminham juntas no mesmo ambiente. Sempre idealizei laboratórios espaçosos para aulas curtas de encaminhamento da prática, seguidas de aulas práticas. Com este texto derivado de minha experiência no campo do ensino laboratorial, deixo ao leitor algumas sugestões de procedimentos nesse tipo de ensino.

Comportamento no laboratório de aulas práticas

Alguns itens abaixo são específicos do laboratório de Anatomia, onde desenvolvo minhas atividades, enquanto outros, gerais, se prestam como normas ou recomendações para todos os laboratórios ou clínicas.

1. No laboratório, atender a todos com a mesma disposição. Distribuir olhares e atenção ao *beautiful people* e ricos, igualmente aos rejeitados ou excluídos pela sociedade da beleza e do consumo.
2. Não fazer como a vaca que esconde o leite para dá-lo mais tarde ao bezerro. Ensinar tudo, até mesmo o "pulo do gato" (está parecendo zootecnia: gato, vaca). Alguns escondem para ensinar mais tarde, no curso de atualização ou de especialização que ministram para profissionais, a preço de ouro.
3. Manter o local limpo, asseado, ornamentado de preferência e confortavelmente climatizado. Evitar excesso de movimentação e barulho, mas sem proibir movimentação e barulho. Aconselho também música de fundo, bem suave.
4. Na minha vivência, as perguntas de interesse geral são anotadas no quadro para serem respondidas em conjunto no momento oportuno. Quando já há várias delas, interrompo o trabalho de laboratório, respondo-as ou dou a palavra aos alunos que conheçam as respostas e faço sugestões de exemplos e leituras adicionais, para aprofundamento. Perguntas também são feitas por mim, para enfatizar a importância e a aplicabilidade do assunto e para tentar medir o aproveitamento da classe. No final, passa a ser uma

aula prática bastante dialógica. Às vezes, são feitas perguntas por escrito para serem respondidas *a posteriori*. Miller (1967) recomenda: "não vagar pelo recinto à espera de eventuais perguntas de alunos em dificuldade, mas incitá-los por meio de perguntas perspicazes (não inquisitoriais), estabelecendo assim o tono de curiosidade".

5. Raramente há apenas um professor para cuidar da classe toda. No mais das vezes uma equipe de alguns professores, preparador de aula, técnico de laboratório e monitor(es) trabalha em conjunto. O trabalho precisa ser cooperativo (cooperar = co-operar = operar junto) sem competição. Calibrar o que vai ser desenvolvido em aula e participar com ajuda mútua. Pode haver um líder ou responsável, mas não pode haver um professor-estrela, o sabichão dono da verdade. "A proporção de alunos para cada professor deve ser pequena o bastante para assegurar instrução individualizada" e "o instrutor deve se policiar para não fazer pelo aluno algum trabalho de que dependa o proveito da experiência" (Miller, 1967).

6. As aulas devem ser, necessariamente, bem planejadas em comum acordo com os integrantes de uma equipe de trabalho, mesmo nas equipes antigas e bem formadas. Um aluno ou grupo de alunos não pode receber atenção por muito tempo, em detrimento de outros. O equipamento, material didático, animais de laboratório devem estar bem preparados de antemão. Os auxiliares ficam em posição de espera, entrando *incontinenti* ao primeiro chamado. Os monitores ajudam no que for possível e fazem uma ponte entre alunos e professores. "O equipamento e o material devem estar em ordem e no lugar; tempo é precioso" (Miller, 1967).

7. Intervalos são instituídos a critério dos presentes, isto é, intervalo por conta de cada um.

8. Há muita variabilidade na prática porque as experiências são diferentes ou dão resultados diferentes; os animais de laboratório idem; nas clínicas os pacientes não são os mesmos; nem os cadáveres no laboratório. Aprende-se por descoberta.

9. Por trabalhar em grupo, no cenário do laboratório, a cooperação entre os alunos é facilitada.

10. É possível casar o estudo prático com o estudo dirigido e com o sistema personalizado de instrução (SPI), tornando-os mais compreensivos, dinâmicos e significativos.

11. Dotar o laboratório com lousa, tela e projeção para proferir no mesmo ambiente, sem perda de tempo com deslocamentos e no momento exato, preleções sobre a temática e orientação da parte prática. "O trabalho/experimento deve ser efetuado depois que as implicações do estudo tiverem sido examinadas anteriormente" e "cada aluno deve compreender o intuito do experimento e as metas para as quais vai trabalhar, antes que se inicie a atividade" (Miller, 1967).

12. Proporcionar estudo extra aos alunos. Abrir o laboratório para estudo quando não implica em manusear equipamentos que possam ser danificados e animais.

Este é o tema do subcapítulo que vem a seguir.

Estudo extra-horário no laboratório

Raramente os laboratórios pré-clínicos e de ciências básicas ficam permanentemente abertos para abrigar estudantes que desejam examinar material didático e estudar em horas vagas. O mais comum é estarem fechados fora dos horários de aula e serem abertos por solicitação de um grupo de estudantes, que se responsabilizará pela ordem no local. Quando é possível, há participação de professor(es) no estudo. Monitores e técnicos também poderão estar presentes.

Muitas vezes, meus colegas e eu abríamos os laboratórios de Anatomia onde trabalhei, para os alunos. De vez em quando dávamos uma passada por lá para ajudá-los no estudo. As peças anatômicas eram retiradas dos tanques de formol, lavadas e deixadas à disposição deles. Muitos estudavam apoiados em estudo dirigido ou acompanhando o SPI.

Como lecionei, por muitos anos, Anatomia Dental, deixava também à disposição dos alunos dentes secos isolados, arcos dentais e macromodelos, cujo estudo anatômico era feito acompanhado de estudo dirigido e de um livro que ajudei a publicar (Madeira e Cruz Rizzolo, 2010). Um dos capítulos desse livro refere-se à escultura dental em blocos de cera, que faz parte do conteúdo da disciplina. Apoiados no texto, os alunos completavam esse seu trabalho de ceroplastia iniciado em aula ou construíam modelos adicionais para treinamento e aquisição de habilidades manuais, mas, essencialmente, como um meio de estudo da anatomia do dente. A propósito, reputo esse trabalho como um dos melhores métodos de aprendizagem ("o que faço, eu sei").

Negar a entrada de alunos no laboratório, quando está vago, é uma estultice, se não for uma ignomínia.

Mais estudo extra

Esse tratamento dispensado ao aluno faz parte do conjunto de atividades positivas que tem sido abordado nestas páginas: ética, generosidade, consideração, relação pessoal, incentivo, facilitação da aprendizagem, cooperação etc.

Hoje, estou indo mais longe nessa sistemática. Leciono atualmente em dois cursos noturnos, sendo que vários alunos demonstram certa dificuldade no aprendizado. Convido-os a estudarem junto comigo no laboratório da instituição, em horário diurno de algumas semanas do semestre.

Muitos não comparecem porque trabalham ou moram em cidade fora da sede (ou porque preferem dormir). Os que podem ir reciclam o que aprenderam nas aulas oficiais, suprindo suas falhas ou aprimorando-se na compreensão dos assuntos.

O material cadavérico e os modelos plásticos industrializados ficam posicionados estrategicamente. Os alunos chegam animados; só vai quem quer; ninguém atrapalha; anima-os a perspectiva de um bom estudo. Aplica-se aqui o que foi escrito no Capítulo 2, "Educar-se". Fazem o estudo por conta própria (mas em grupo), descobrindo, lendo, checando e aprendendo sob minha supervisão, o professor mediador. O aproveitamento é plural – movem-lhes apenas o interesse em aprender.

Ficam gratos pela oportunidade oferecida, mas os que não podem ir reclamam. Para estes pode ser ajeitado outro horário, geralmente no sábado. Domingo não, porque é dia da família.

Olhando agora para o lado do professor, este também coleciona benefícios. Aula nessas condições é um sucesso, pela real participação de todos. Posso mesmo afirmar que é a melhor aula da semana. Fico, pois, gratificado e com um sentimento de boa realização, de prestação de serviço.

Cresce a autoestima, cresce a relação interpessoal, cresce a confiança e o respeito mútuo, crescem os alunos; só não cresce o salário porque é aula extra não remunerada.

A informalidade de que se reveste a aula favorece os tímidos e os em atraso no estudo, que se aproximam do professor, ficam à vontade e participam mais do que nas aulas oficiais.

Nem todos os professores são aposentados como eu e têm proventos garantidos e tempo disponível. Portanto, muitos, nem querendo, poderão adotar esta prática. Mas, você, se puder...

Referências bibliográficas

Costa ARF. A ação docente numa perspectiva construtivista. In Kullok MGB (org.). Relação professor-aluno: contribuição prática pedagógica. Maceió: EDUFAL; 2002.

Demo P. Qualidade docente e superação do fracasso escolar. In Shigunov Neto A, Maciel LSB (orgs.). Desatando os nós da formação docente. Porto Alegre: Mediação; 2002.

Madeira MC, Cruz Rizzolo RJ. Anatomia do dente. 6ª ed. São Paulo: Sarvier; 2010.

Miller GE (org.). Ensino e aprendizagem nas escolas médicas. São Paulo: Cia. Edit. Nacional (USP); 1967.

22. Avaliação discente

As avaliações devem permear todo o semestre letivo em pequenos intervalos. Portanto, devem ser frequentes para induzir um estudo permanente.

A primeira avaliação deve acontecer no primeiro dia de aula. Por meio dela, explora-se o conhecimento relativo de todos os alunos da classe em relação à disciplina que estão começando a cursar. É a chamada avaliação diagnóstica.

Avaliação diagnóstica

É também conhecida como pré-avaliação ou pré-teste. Sob esta denominação, não há de restar dúvida que é aplicada no início das aulas. Como dela se espera que seja boa fonte de informação, necessita ser bem planejada e anunciada formalmente, inclusive com inclusão no plano de ensino. Fica sendo algo oficial da disciplina. Apenas da disciplina e não da escola porque esta normalmente não exige essa pré-avaliação.

Pois então, se não exige fica a critério do professor aplicá-la ou não. Se ele vê utilidade nela, que aplique. Se acha que é bobagem e que vai tomar um tempo inútil, deixa de aplicar.

Mas convenhamos: qual é o professor que não toma informações sobre a classe para a qual vai lecionar? E não se trata apenas de uma natural curiosidade, mas a necessária reunião de informações para saber o rumo que poderá tomar seu trabalho ou como irá desempenhar sua tarefa docente. Os especialistas aconselham a se informar o melhor possível, antes mesmo de ser apresentado aos novos alunos.

É comum um professor começar a primeira aula fazendo indagações sobre a origem do alunado, seu estudo prévio, tempo despendido nesse estudo, conhecimento adquirido, coisas assim, porque depende do que o aluno já conhece para ele iniciar seu ensino.

As possibilidades de erro em uma conversa informal e desprovida de critério como essa, para a obtenção de informações que irão ajudar na decisão de como e quando enfocar o assunto da nova disciplina, são muito maiores do que na prova escrita rigorosamente planejada para tal.

Lamento informar que nessa primeira conversa com alunos de segundo ano para a frente já houve professores arrogantes que disseram algo mais ou menos assim. "Esqueçam tudo o que foi ensinado antes; o que interessa é o que vai acontecer daqui para a frente". Ou então: "o curso de vocês começa, verdadeiramente, agora". E ponha arrogância aí. Orgulho desmedido de quem não aceita ou não valoriza o preparo precedente do aluno.

Como esquecer o que aprendeu em Anestesiologia ou Radiologia se vai começar Cirurgia agora?

Experiências próprias

Os exemplos de resultados ruins e até péssimos dessas avaliações diagnósticas já levaram muitos professores a não iniciar seu curso de imediato, mas apenas depois da realização de um curso preparatório ou de nivelamento de alguns dias ou semanas, para aparelhar melhor os alunos quanto aos pré-requisitos exigidos. Com essa adequação prévia, a disciplina pode, efetivamente, ser iniciada.

No Capítulo 24, "Alunos do noturno", cito uma avaliação diagnóstica que apliquei em 2010 e que me permitiu levantar importantes dados sobre os alunos. Foram feitas questões sobre a vida pessoal, além das questões de conhecimento, cujos dados foram cotejados com o desempenho de cada aluno na disciplina, de acordo com a escala de notas. Os resultados foram variados a ponto de não permitirem a formação de grandes grupos que pudessem ser analisados. De qualquer forma, algumas inferências puderam ser tiradas.

De outra feita (há uns 40 anos), meu chefe e eu achamos ser admissível tentar um diagnóstico da capacidade dos alunos ingressantes na disciplina não por meio de um pré-teste, mas pelo teste do quociente de inteligência (QI). Depois, comparados os resultados do teste com as notas das várias provas que fizeram na disciplina, deu uma correspondência assustadora para a grande maioria dos alunos. Mas não ganhamos muito com esse resultado final, a não ser ter matado a curiosidade do chefe e a confirmação de sua suspeita. O que mais ganhamos foi uma bela admoestação da direção da faculdade, que desaconselhou e proibiu, a partir de então, verificação do QI pessoal. Classificar a mente dos alunos seria temerário, ridicularizando alguns e provocando pernóstico orgulho em outros. Além disso, o teste poderia conter erro de precisão. Nunca mais.

Terminando estas reflexões sobre o diagnóstico do conhecimento, verificado transversalmente no momento inicial da disciplina, faço uma distinção entre os alunos veteranos, que são avaliados dentro do curso, e alunos de uma classe de ingressantes, cuja avaliação abrange apenas os assuntos do ensino inicial. Neste caso, fica mais difícil pontuar se o aluno atingiu os objetivos do ensino anterior e está preparado para iniciar o curso superior. O histórico escolar, a nota do Enem e a classificação no vestibular são outros meios para estimar o nível de conhecimento prévio do grupo, mas não ajudam muito.

De qualquer modo, a avaliação diagnóstica faz trocar a expectativa pela certeza. Trabalha melhor quem conhece bem a clientela.

Avaliação formativa

Uma analogia. Um técnico de atletismo assume um grupo de três especialistas em corrida de 800 metros. Recebe informações sobre os três, é apresentado a eles e começa o trabalho com uma entrevista. Ele quer (e precisa) conhecer dados pessoais dos atletas, seus pesos, idades, hábitos, tempo mínimo de cada um nas competições etc. Tendo lido o subcapítulo anterior, o leitor sabe que, em seguida, o treinador necessita realizar uma avaliação diagnóstica, ou seja, marcar o tempo atual de cada um. Digamos que um deles ficou muito aquém do esperado e não poderá se submeter aos mesmos treinamentos dos outros que estão mais capacitados. Passará então por um processo de perda de peso, readequação alimentar, fortalecimento muscular, exercícios de alongamento, enfim, a reconquista da boa forma física. Uma vez em condições, cumprirá os mesmos objetivos de treinamento dos demais, até atingir o objetivo final, que será um bom desempenho (chegar entre os cinco primeiros) no campeonato brasileiro.

Qual será a próxima avaliação? Uma avaliação final depois de muito treinamento? Ou haverá avaliações intermediárias para se saber se os objetivos estão sendo gradualmente alcançados. É claro que a última hipótese é correta porque significa o acompanhamento, que deve ocorrer durante os treinos.

Se não fosse no atletismo, mas no ensino, seria dito: durante o processo ensino-aprendizagem, para dar *feedback* tanto ao aluno quanto ao professor. Este recebe informações de como está conduzindo o seu trabalho, corrige falhas, esclarece dúvidas e estimula os alunos a melhorarem sempre (Libâneo, 1988). Os alunos recebem constantemente sinalizações sobre o andamento do estudo e de sua própria progressão. É esta a avaliação formativa que permite mudar de rumo no trabalho, permanecer nele ou tomar outras decisões.

Da mesma forma, as avaliações intermediárias e periódicas (formativas) nos treinos dos atletas permitirão a eles e a seu treinador decidir se continuam o plano de treinamento original ou se o alteram. Os resultados dessas avaliações servirão de estímulo para melhorar sempre e atingir possibilidades plenas.

Com esta analogia, vê-se que, em ambos os casos, a avaliação formativa é necessária.

Portanto, diferentes meios de avaliar devem ser utilizados no transcorrer do ensino, para se estimar o progresso da aprendizagem, detectar falhas ocorridas no estudo e para informar ao professor se os objetivos estão sendo alcançados. Isto permite correções de percurso e enseja um exercício de reflexão geral sobre o processo ensino-aprendizagem.

Notas ou conceitos poderão ser atribuídos nessas avaliações, como poderão ser dispensados. Se forem atribuídos não serão aproveitados para classificar ou discriminar, aprovar ou reprovar.

Ainda sobre avaliação formativa, no *link* "Saiba mais" do *site* www.anatomiafacial.com (Cruz Rizzolo e Madeira, 2008), o leitor pode encontrar textos de estudo dirigido, bem como testes de autoavaliação, que abrangem assuntos fundamentais. Eles permitem reestudo e avaliação do aproveitamento do estudo, por conta própria. Ambos têm a conotação e o propósito de uma avaliação formativa.

Avaliação somativa

Enquanto a avaliação formativa é *para* a aprendizagem, a avaliação somativa é *da* aprendizagem. Esta é aquela que é aplicada no fim do período letivo ou no fim de cada módulo de ensino, para aprovar (classificar) ou reprovar o aluno.

Continuando a dar exemplos do esporte, para estabelecer comparações com o que acontece no ensino em termos de avaliação, recorro à analogia anterior para citar que, após a preparação para a corrida, o resultado final da prova de 800 metros corresponde à avaliação somativa. É a soma de todos os esforços em busca do objetivo terminal, o resultado e a classificação alcançada.

Em um campeonato em que se somam pontos ganhos nos jogos para se ter o resultado classificatório no final, cada jogo de fim de semana é uma avaliação somativa. O somatório deles é uma avaliação somativa terminal. E os treinos antes dos jogos constituem a avaliação formativa, que não vale pontos.

No ensino também é assim. Um único exame final assegurará uma nota classificatória e definitiva de aprovação ou reprovação. Mas, como no campeonato, a média aritmética das várias avaliações somativas do término de cada período, bloco, unidade, mês, módulo, seja lá o que for, levará à nota final.

Essa nota final corresponderá à comprovação do alcance dos objetivos, para saber se o aluno atingiu o desempenho exigido pelos objetivos de ensino ou o comportamento esperado. Se a avaliação não é planejada de conformidade com os objetivos, ela será um pacote de surpresa, vago e incerto.

Sobre surpresa em relação às questões avaliativas, Morales (2006) faz uma ponderação interessante e real. Se o aluno vê na prova "um problema simples e começa a se perguntar onde está a armadilha, porque, se é simples, significa que estão querendo enganá-lo". Essa suspeita dá a entender que algo não vai bem e que o clima, na classe em que se estuda, é de "insegurança, tensão, medo e desconfiança", contrário ao ambiente desejável e adequado à aprendizagem.

A variabilidade dos modelos didáticos, tão apregoada, agora se repete no momento da avaliação: a diversidade de formas deve ser observada. Em termos de diversificação, planejam-se formatos diversos de avaliação para evitar a rotina de provas estereotipadas, que não respeitam a individualidade do aluno. A diversidade previne a aplicação de certo tipo de prova justamente ao aluno que tem mais facilidade para respondê-la e que, por isso mesmo, seria sempre favorecido.

Por último, os objetivos específicos da disciplina abrangem todo o conteúdo, mas como existem alguns assuntos mais importantes que outros, é recomendável selecionar os objetivos desses mais importantes e considerá-los objetivos fundamentais, que serão considerados os mínimos necessários para a continuação do curso. Na avaliação somativa, se o aluno não conseguir atingir pelo menos esses objetivos mínimos, tidos como essenciais, não poderá ser aprovado.

Classificação por colegas de classe

É Miller (1967) quem propõe esta modalidade de avaliação. Como os alunos se conhecem muito bem porque geralmente trabalham, estudam e aprendem em grupos, acabam formando um conceito de cada colega. Têm uma boa percepção das características do colega como estudante. Sabem de suas capacidades e deficiências, seus propósitos, hábitos e atitudes e têm noção de seu potencial a ser desenvolvido. Fazer um juízo de qualidade, classificando certo número de colegas, de acordo com seu aproveitamento escolar não é difícil para nenhum deles. Se isto for proposto e combinado, com o apoio e a cooperação de todos os alunos, essa prática pode tornar-se uma espécie de avaliação, talvez suplementar, mas de valor. A percepção dos alunos pode encerrar uma agudeza surpreendente, porque, em sua posição diferente da do professor, seu olhar tem outro alcance.

O professor pode ter aí uma fonte discreta de informação, que o ajudará a classificar seus alunos, se for o caso, e a conhecer dificuldades, propósitos, expectativas, problemas variados, conflitos, personalidades e traços que desconhecia. Para isso, os dados levantados pelos alunos devem ultrapassar o simples desempenho cognitivo nas aulas e provas e avançar para o lado ético, afetivo do futuro profissional, isto é, seu desenvolvimento não acadêmico.

Avaliação da prática pedagógica

Ficou faltando abordar a avaliação do desempenho do professor e da disciplina, porque este texto tem como propósito tratar apenas da "avaliação discente". Mesmo assim, faço três comentários conexos.

1. Uma avaliação que pode ser uma fonte de dados muito úteis é aquela providenciada pelo próprio professor, ao convidar um colega experiente para analisar o seu trabalho docente. Ou, então, um observador externo "capaz de ser construtivamente crítico com relação a seu desempenho, mas também capaz de ser 'amigável' nas formas como os comentários feitos" (Butt, 2009). O autor pode ajudar "a 'enxergar' coisas que poderiam facilmente passar despercebidas durante a agitação do trabalho diário". Outra ideia, que já acontece nas "escolas reflexivas, é retirar o professor de seu 'narcisismo reflexivo' e reinseri-lo no coletivo escolar, este último com legitimidade para discutir o desempenho daquele em uma perspectiva construtiva (...) como uma tarefa coletiva e como parte do projeto político-pedagógico" (Freitas et al., 2009). É este um pacto de qualidade que só pode estar ancorado em uma instituição fortemente democrática.

2. Mais atrás mencionei que faculdades disputam os bons, para melhorar seu quadro docente e ganhar qualidade. Ao tratar da avaliação do desempenho do professor no encerramento do ano, que muitas faculdades introduziram como prática habitual, advirto que os resultados podem servir para dispensar professores. Conheço casos de professores mal avaliados que foram despedidos sumariamente, sem a oportunidade de se adequarem, sem um prazo para melhorarem sua condição docente e continuarem na instituição. Típico de empresas que têm grande flutuação no seu grupo de empregados pela demissão e contratação constantes.

A meu ver, ao docente mal avaliado na primeira avaliação, deveria ser dada a informação do conceito que dele têm os alunos. Ao fornecer esse *feedback*, a instituição ouviria o professor e, no diálogo, tentaria algum meio conciliador para a sua permanência. Se o resultado da avaliação for motivado por uma rejeição ao docente pela sua falta de comunicação ou por ser rigoroso demais, mesmo sendo ele competente, o acordo será mais provável.

Leitor, se o seu trabalho docente entrou em avaliação e o resultado foi (tem sido) apenas regular, fique esperto e procure aprimorar-se. Se estiver na outra extremidade e foi contratado com festa e elogios, mesmo assim aviso que, quando a faculdade não precisar mais de seu ofício, a triste exoneração advirá sem dó.

3. A cultura avaliativa no Brasil já avançou, mas ainda é incipiente. No meu modo de ver, instituições e profissionais, principalmente os que têm remuneração a partir da sociedade, deveriam submeter-se a avaliações periódicas, o que traria benefícios a todos. Profissionais liberais e seus locais de trabalho nunca são avaliados, mesmo sabendo-se que não estão isentos de cometer erros e imperícias no trabalho. Os juízes do Poder Judiciário são soberanos e não têm seus níveis de desempenho avaliados: a produtividade, a qualidade de suas decisões e o cumprimento de prazos (corregedoria não avalia; fiscaliza). Os políticos com mandato também não. Perguntar não ofende: por que, dos que servem a sociedade, somente os professores são avaliados?

O desenvolvimento do trabalho do professor em sua disciplina, mostrado pelo grau de satisfação dos alunos com a prática pedagógica na qual estão inseridos, é uma reflexão que tem como intento sugerir uma proposta que contribua para o aperfeiçoamento da docência. Foi abordado no livro anterior, que os interessados podem consultar (Madeira, 2010).

A propósito, naquele livro dei vários exemplos de perguntas referentes aos três tipos de avaliação discente.

Na verdade, como se depreende, um livro é o complemento do outro; associando-os a obra fica ganha a totalidade.

Referências bibliográficas

Butt G. O planejamento de aulas bem-sucedidas. 2ª ed. São Paulo: SBS Editora; 2009.

Cruz Rizzolo RJ, Madeira MC. *Site* www.anatomiafacial.com, *link*: "Saiba mais"; 2008.

Freitas LC, Sordi MR, Malavasi MMS, Freitas HCL. Avaliação institucional: caminhando pela contramão. 2ª ed. Petrópolis: Vozes; 2009.

Libâneo JC. *Didática*. 16ª reimpressão. São Paulo: Cortez; 1998.

Madeira MC. Sou professor universitário; e agora? 2ª ed. São Paulo: Sarvier; 2010.

Miller GE (org.). Ensino e aprendizagem nas escolas médicas. São Paulo: Cia. Edit. Nacional (USP); 1967.

Morales P. A relação professor-aluno: o que é, como se faz. 6ª ed. São Paulo: Loyola; 2006.

QUINTA PARTE
FATORES E CONDIÇÕES QUE INTERFEREM NA APRENDIZAGEM

23. Relações interpessoais na sala de aula (e fora dela)

[Este texto é uma versão revisada do capítulo do mesmo nome que consta em Madeira (2010)].

As relações pessoais podem ser avaliadas de acordo com a sua intensidade. Se forem ocasionais, correspondem a pessoas apenas conhecidas, que se cumprimentam e eventualmente mantêm uma pequena conversa. Quando íntimas, podem denotar coleguismo de longa data, amizade e amor.

A relação professor-aluno

No caso da dupla professor-aluno, o relacionamento vai desde a total ausência de ligação até a demonstração de grande afeto (algumas duplas formam até mesmo casais perenes).

Mas, por se tratar de pessoas assimétricas, uma relação muito estreita chama a atenção pela sua particularidade. Realmente, há professores que se aproximam demais dos alunos e mantêm com eles uma convivência extraclasse típica de companheiros que compartilham grande afinidade. No outro extremo, há os que ignoram seus alunos e fazem questão de não conhecer seus nomes e suas necessidades. A relação é então apenas fortuita e, portanto, indesejável.

A meu ver, desejável seria que fosse equidistante desses dois polos, digamos, equilibrada. Todavia, mesmo nesta condição intermediária, as relações interpessoais podem ser mais ou menos ricas. Há fatores que contribuem para dificultá-las, dentre eles o autoritarismo docente, a incompetência profissional, a comunicação deficiente, a falta de atenção ao aluno. Mas fatores facilitadores também estão presentes quando há no professor capacidade técnica, confiabilidade, valores pessoais nobres, boa comunicação.

O relacionamento integral do professor

Até agora, foi focado apenas o aspecto socioemocional da interação professor--aluno na escola. Mas Libâneo (1998) lembra que há outro aspecto, o cognoscitivo, "que diz respeito a formas de comunicação dos conteúdos escolares e às tarefas escolares indicadas aos alunos", e que transcorre, portanto, durante o ato de ensinar e aprender.

Com esta conotação, vemos que o relacionamento interpessoal tem facetas que se interpenetram, de tal modo que o professor competente e capaz de ensinar bem o cognitivo não é muito valorizado pelo aluno se não cuida também do aspecto afetivo. Mas, por outro lado, o profissional amigo e prestativo que, entretanto, mostra constantes falhas na sua formação e no seu ensino sofre outro tipo de crítica. Logo, aqui também tem lugar a prudência do equilíbrio.

Autores nos alertam que para ser bom professor não basta conhecer bem e ensinar com clareza. É também necessário cuidar do lado afetivo da educação, que inclui as relações afetivas.

Rosa (1998) assevera que "é na relação professor-aluno que se instaura, de fato, o processo ensino-aprendizagem" (...) e que "as chances de sucesso ou insucesso do trabalho pedagógico se deve, em grande parte, à qualidade dessa relação".

Estas afirmações podem ser completadas com as palavras de Nossa (2005): "o bom professor não é apenas preocupado com a formação cognitiva dos alunos, mas também é hábil na educação de valores, ensinando atitudes diante da vida. Ele se torna eficiente no ensinar, competente em fazer aprender e habilidoso no que diz respeito à relação interpessoal".

Com essas considerações, começamos a ver que a boa relação pessoal não se resume em cumprimentos polidos, educada atenção ou em diálogos amenos. Ela transcende esse nível de relacionamento e evolui para uma educação preocupada com a obtenção de bons princípios e atitudes.

O professor iniciante

Depreende-se daí que o principiante precisa manter suas relações com os alunos em nível elevado do ponto de vista cognoscitivo, cumprindo seus deveres da melhor forma possível e do ponto de vista socioemocional ou afetivo também.

Este último é, às vezes, negligenciado pelo professor que está iniciando sua carreira. Por ser novo e inexperiente, para se afirmar como docente resolve demonstrar força e autoridade, colocando-se acima dos alunos e barrando ou dificultando o acesso a si. Está certo que é bom começar com cautela, sem exagerar nos vínculos afetivos, e evitar que haja invasão de sua vida pessoal, mas é bom também manter-se aberto ao diálogo. Dentro e fora da sala de aula deve estimular o diálogo, atentando para alguns "mandamentos" listados por Fritzen (2002), que podem ser assim resumidos: "Fale com... sorria para as pessoas. Chame as pessoas pelo nome. A música mais suave para muitos ainda é ouvir o seu próprio nome... Seja generoso em elogiar, cauteloso em criticar. Seja sinceramente interessado pelos outros... ouça-os e saiba considerar seus sentimentos".

É o cuidado e a boa vontade de desenvolver em si próprio um tipo de comunicação de entendimento pelo diálogo que levam a uma proposta educativa de qualidade. Uma postura que revele alguém confiável e atencioso.

Pois é, cuidando do aspecto afetivo, com espontaneidade e sinceridade, o outro aspecto, aquele da autoridade que pretende demonstrar no campo cognitivo, será gradualmente reconhecido como fruto de suas qualidades intelectuais e técnicas.

O que o aluno pensa do professor

Interessado em saber a opinião de meus próprios alunos sobre o tema em foco, fiz uma enquete nas classes de Anatomia de dois cursos diferentes. Iniciei apresentando a seguinte assertiva: "Eu acho que professores que mantêm um bom relacionamento interpessoal com todos facilitam o entendimento dos assuntos ministrados, pelo fato de estabelecerem na sala de aula uma 'atmosfera' socioemocional favorável à aprendizagem". A análise da frase permitiu aos alunos apontarem, como respostas, um entre quatro alternativas, que iam de "muitíssimo" a "nada". Um total de 54 alunos respondeu "muitíssimo", julgando que essa característica pessoal do professor é fundamental para o aprendizado real e efetivo. Dezenove alunos apontaram a opção "muito" por ser uma característica muito importante, porém não fundamental. Apenas três alunos preferiram a resposta "um pouco", no que diz respeito ao entendimento dos assuntos e à eficácia da aprendizagem.

No desdobramento da enquete, os alunos deixaram claro que dão grande valor ao professor "sábio, de grande conhecimento, atualizado, que se expressa com clareza e criativo". Mas valorizam igualmente o professor "amigo, bem-humorado, conselheiro, educado e paciente". Não são poucos os que julgam serem esses atributos e atitudes, mais importantes que a competência técnica e a boa didática.

Bem, o que se pode inferir disso tudo é que o bom relacionamento com os alunos é uma extraordinária condição de aprendizagem e aproveitamento escolar.

Realmente, o aluno não vai à escola apenas para auferir instrução. Como ser integral que é, ele fica na expectativa de receber atenção, ser ouvido, ter espaço para opinar e conviver num clima de otimismo e alegria. Ele aguarda uma atividade relacional autêntica com os professores e acredita que será atingido no seu intelecto, mas também no seu sentimento e na sua vontade.

O que o professor espera do aluno

Do outro lado, o professor espera do aluno participação, autenticidade, atenção, enfim uma comunicação legítima em que ambos se entendam e se beneficiem. Assim sendo, nesse clima interacional, surgem espaços e oportunidades para sopesar as atitudes, preocupar-se com problemas que dizem respeito à comunidade ou a um colega em particular, contar e ouvir casos de interesse coletivo.

Por meio dessas ações o professor aproxima-se do indivíduo-aluno e passa a conhecê-lo melhor. Tem acesso à sua personalidade e passa a entender seus anseios, suas dificuldades, seu mundo privado, sua potencialidade, suas possibilidades, enfim, a sua subjetividade. Por certo, cada pessoa tem a sua própria subjetividade, o que demanda atendimento personalizado, para atingir as suas necessidades.

O professor que nunca cogita em dar atenção individual, mas vê a classe como um grupo homogêneo, em que todos teriam o mesmo psiquismo e a mesma capacidade de aprender, comete o erro de estandardizar seu discurso e as suas estratégias de ensino.

A relação professor-aluno não é imutável

A relação docente-discente pode alterar-se com o passar do tempo. Não raro, entra numa espécie de cansaço (muitas vezes motivado pela fadiga e desilusão do professor, que continua seu triste trabalho sem o menor entusiasmo) e deteriora-se. Por outro lado, pode evoluir para uma forma de entendimento recíproco cada vez mais rico.

Na minha longa experiência docente, tenho visto colegas egocêntricos, de estilo autoritário e ameaçador, irem se transformando gradualmente, até chegarem a adotar atitudes dialógicas, cada vez mais abertas e generosas. Ainda que muitos se mantenham "poderosos" e inacessíveis pelo resto de sua vida profissional, vários outros já substituíram sua pregressa postura por outra mais humana e flexível. Afinal de contas, "terminado o jogo de xadrez, o peão e o rei vão para a mesma caixa".

Enfim, não estamos todos prontos ainda. Estamos todos em processo de mudança, de crescimento, e as relações interpessoais são enriquecedoras e construtoras do caráter.

Referências bibliográficas

Fritzen SJ. Exercícios práticos de dinâmica de grupo. Vol. I. 33ª ed. Petrópolis: Vozes; 2002.

Libâneo JC. Didática. 16ª reimpressão. São Paulo: Cortez; 1998.

Madeira MC. Sou professor universitário; e agora? 2ª ed. São Paulo, Sarvier; 2010.

Nossa V. Formação do professor de ensino superior, 2005. Disponível em: http://www.univercidade.br/html/cursos/graduacao/ciencontab/dload/formacaode professor.pdf

Rosa SS. Construtivismo e mudança. 6ª ed. São Paulo: Cortez; 1998.

24. Alunos do noturno

Em algumas universidades públicas estão sendo instituídos cursos noturnos para beneficiar o aluno trabalhador (função social). É o caso do ensino noturno de Odontologia na Unesp, criado há alguns anos. Porém, por contraditório, apenas cerca de 5% de seus alunos estão empregados/têm emprego.

Nas escolas privadas, o ensino noturno é predominante. Hoje, são raros os seus cursos diurnos, integrais. Trabalhei em uma universidade que ofereceu um curso integral por mais de 50 anos. Nos últimos anos começou a perder alunos, a ponto de ser anunciado o seu possível fechamento. Foi salvo pela passagem de diurno para noturno. O público da noite era maior e se sustenta até hoje.

Sabe-se que as aulas, aproveitando as várias estratégias educacionais disponíveis, devem adaptar-se ao local de trabalho, ao tamanho da classe, mas também às características do alunado e ao horário da aula.

Características do estudante do noturno

O curso noturno tem peculiaridades semelhantes pelo país afora. Para distinguir essas peculiaridades, no meu local de trabalho, fiz um levantamento, no primeiro semestre de 2011, em um universo de 106 alunos (apenas quatro casados) dos cursos de Educação Física (Bacharelado e Licenciatura) e Nutrição de uma instituição privada. A apuração revela que eles são, em sua maioria, jovens com 17 a 20 anos (63,80%), egressos da escola pública (84,25%) e trabalhadores (64,07%). Com o ordenado (11 deles com bolsa) a maioria (64,91%) custeia seu próprio estudo. Dormem média diária de 7,6 horas e não jantam antes de ir para a escola (75,94%). Enquete semelhante realizada no ano anterior chegou a resultados também semelhantes (Madeira, 2010).

Este levantamento foi realizado no primeiro dia de aula, concomitantemente com uma avaliação projetada para averiguar o conhecimento prévio dos alunos sobre o conteúdo da disciplina que iam cursar. Como resultado, a média das notas dos 106 alunos foi 3,79, sendo que as médias dos três cursos foram equivalentes. A mesma prova aplicada em 2010 alcançou a média 4,51. A primeira impressão é que o nível médio é relativamente baixo por falta de conhecimentos prévios relevantes, mas, de acordo com o grau de dificuldade da prova, essas médias não estão fora do esperado. Durante o ano, a nota de cada aluno será comparada com suas notas na disciplina que ministro.

Uma sondagem feita por Machado (2000), com menos dados, aponta que os alunos do noturno são jovens (menos de 25 anos) e solteiros. Uma parcela de 30% deles tem menos de seis horas como tempo de repouso diário, enquanto 63% dormem entre seis e oito horas. Por fim, 61% alimentam-se mal.

Estas características pessoais do aluno do noturno dão a entender por que chegam atrasados para a aula, cansados, às vezes com sono e fome. Aborrece e preocupa-lhes a carência de sua preparação no ensino inicial. Move-lhes o desejo de melhorar sua condição. Mas, na qualidade de trabalhadores, falta-lhes tempo para estudar em casa.

Todavia, o trabalho lhes dá, segundo Almeida (2010), qualidades pessoais. São "mais exigentes, mais questionadores, mais enriquecidos em decorrência de seu relacionamento com o mundo do trabalho – participam de sindicatos, pagam impostos; mais independentes porque trabalham; com maior experiência de vida, mais maduro".

Hábitos de leitura e estudo

Pela experiência estudantil dos alunos na escola pública e pelo tempo tomado por trabalho remunerado, é fácil entender que os hábitos de leitura e de estudo e o coeficiente de conhecimento e habilidades intelectuais que trazem do ensino médio são precários. Esta bagagem insuficiente dificulta a interpretação de textos e a compreensão do discurso do professor.

Ainda de acordo com a pesquisa (de 2010), as atividades de preenchimento das horas livres são esportes, passeios, TV, sair com amigos, computador, namoro etc. Apenas 7,2% dos respondentes afirmam que se dedicam à leitura nos momentos de folga/nas horas livres, 8,2% ouvem música, 7,2% vão ao cinema, 2,1% ao teatro e 1,0 % escreve poemas. Vários deram mais que uma destas respostas, fazendo diminuir o número absoluto de pessoas preocupadas com a própria cultura. Para mim, isto não é novidade porque, quando os alunos regressam das férias, costumo perguntar se leram livros e obtenho resposta afirmativa de um ou outro apenas. Dessa forma, pela falta de tempo somada à falta de vontade e de hábito, os elementos voltados para o processo da intelectualidade como leitura, interpretação, raciocínio, discernimento e análise crítica não se concretizam.

Qualidade e quantidade

O Brasil gosta de computar e divulgar as taxas de alunos com idade adequada que estão na universidade quando há aumento, como sendo grande conquista. Eram 34% em 2007, maior que na China, mas muito menor que na Coreia. O ensino superior privado fica com a maior fatia: 75% dos estudantes universitários.

Em termos de quantidade, temos a comemorar a inclusão de alunos egressos da escola pública e das classes sociais mais baixas, que até há pouco tempo eram logo dados como excluídos. Colaboram para esse acesso principalmente as faculdades particulares "não tradicionais", com seus cursos noturnos. No geral, as matriculas saltaram de 2,3 milhões em 1999 para 6 milhões em 2009. Se, por um lado, comemora-se a redução da desigualdade de oportunidades/democratização, por outro lado questiona-se a qualidade e a massificação.

Essas escolas privadas, mormente seus cursos noturnos, são bastante criticadas pelo "baixo nível de ensino" (Greco, 2002), "sem preocupação com a qualidade" (Demo, 2004) e com baixa "qualidade das aprendizagens" (Pimenta e Anastasiou, 2005).

Mas quem se importa verdadeiramente com a qualidade e com a formação para o longo prazo? Importa sim uma formação pragmática, rápida, que valoriza o que pode ser útil no mercado de trabalho, aqui e agora. Para o recém-graduado, que não se importa tanto com a sua má preparação, o que vale é poder pleitear algum emprego, de preferência sem concurso de seleção, por indicação política ou por amizade.

Na outra ponta dessa expansão, entretanto, acontece algo que não merece comemoração: a evasão escolar está aumentando exponencialmente, pelo menos no Estado de São Paulo. Somente em 2009, 315.000 alunos abandonaram a universidade, principalmente as da rede privada. A expansão de vagas para alunos das classes sociais C e D está sendo seguida de substancial aumento de alunos desistentes, cujos motivos principais são o custeio, em primeiro lugar, e a dificuldade em acompanhar o curso. Mais ingressantes, mais desistentes.

A verdade é que a grande dicotomia quantidade/qualidade, que não parece ser preocupação no País, retarda a evolução qualitativa das escolas. Em contrapartida, no final de 2010 (Folha, 26/9/2010) deu no jornal que os "asiáticos apostam em educação de alto nível para virar potência". A própria população é consciente disso, tanto é que "as famílias investem pesadamente em escolas e tutores para os filhos, deixando ao governo o suporte à pesquisa e escolas de elite". Em alguns países asiáticos, a percentagem do PIB destinada à pesquisa é maior que 3%; no Brasil, 1,1%, segundo dados de 2007 da UNESCO.

Não é de se admirar que nos principais *rankings* internacionais (Times e QS), recentemente divulgados, 25 universidades asiáticas ocupam em média 25 das 200 primeiras posições. A USP, nossa principal universidade ocupa a 232ª posição no *Times Higher Education* das melhores escolas do mundo.

Curso noturno, uma questão social

Citei, mais atrás, algumas críticas relacionadas com a qualidade dos cursos noturnos. Eu próprio também faço algumas restrições a esses cursos, com seus professores horistas e aulas predominantemente voltadas para os anseios do mercado de trabalho e com muitas escolas carentes que ainda desenvolvem um ensino anacrônico.

Mas reconheço que o curso noturno é indispensável e tem seu inegável valor. Todos sabem e comentam que há, espalhadas por aí, instituições fracas, que nunca se preocuparam com a qualidade de ensino e com a formação do profissional. Mas deve ser reconhecido também que há muito bons cursos que faculdades de elevado nível oferecem. Conheço também faculdades particulares de elevado nível educacional, dentre as quais as sete em que trabalhei ou trabalho. Todas as sete primam por seriedade de propósitos, em primeiro lugar.

Mas, voltando à questão social, Pedro Demo, apesar da restrição já apontada, reconhece que o aluno tem o direito de estudar à noite, mesmo por que muitos só dispõem desse tempo, após o dia de trabalho. E completa: "...possuem o mesmo direito de aprender, nunca um tipo de direito de 2ª mão, reservado para gente de 2ª mão" (Demo, 2009).

A opinião de Almeida (2010), que também contém reservas, é cheia de amenidade e compreensão: "...a qualidade do ensino no noturno não pode ser diferente daquela do diurno. Mas estudar de manhã é uma coisa; à noite, é outra".

A autora tem uma sugestão interessante que é dada depois de relembrar as condições do aluno típico do noturno: sofridos, porque trabalham para ajudar a família; participam das decisões familiares; como trabalham não têm disposição para estudar, ficando desinteressados e agressivos; sentem falta do lazer e de atenção.

A sugestão é que a escola noturna, além de lugar atraente e prazeroso, deve ser um centro comunitário para substituir clubes e praças que os alunos não podem usufruir. Diz ela: "Para muitos é uma chance poder estudar e a melhor parte do dia é a que está na escola. Muitos vêm para aprender, mas há os que vêm por 'curtição', por brincadeiras..." E aí lança uma proposta de integração: "noite cultural", "talentos da comunidade", que fortalecem as relações interpessoais e cria vínculos fortes entre coordenação, professores e alunos.

Isso parece ir de encontro à opinião de Silva (2008) de que a escola se configura como um espaço de relações interpessoais, de vivências coletivas que precisam ser valorizadas. Como muitos têm na escola a única oportunidade de contato com o conhecimento e com a cultura, ela deve, verdadeiramente, cumprir essa função sociocultural. Educação e cultura se imbricam no contexto da formação do aluno.

Referências bibliográficas

Almeida LR. Ensino noturno: memórias de uma experiência. São Paulo: Loyola; 2010.

Demo P. Universidade, aprendizagem e avaliação. Porto Alegre: Mediação; 2004.

Demo P. Professor do futuro e reconstrução do conhecimento. 6ª ed. Petrópolis: Vozes; 2009.

Greco M. Educação superior para a construção de projetos de vida. São Paulo: Editora Salesiana; 2002.

Machado EA. Ensino noturno: um estudo sobre metodologia de ensino vista como elemento articulador da aprendizagem de alunos trabalhadores. Dissertação de mestrado – UFSC, SC, 2000. Apud: Pimenta SG, Anastasiou LGC. Docência no ensino superior. 2ª ed. São Paulo: Cortez; 2005.

Madeira MC. Sou professor universitário; e agora? 2ª ed. São Paulo, Sarvier; 2010.

Pimenta SG, Anastasiou LGC. Docência no ensino superior. 2ª ed. São Paulo: Cortez; 2005.

Silva ASI. Dimensões da formação do professor universitário "olhar" da Filosofia. In Carlini AL e Scarpato M (orgs.). Ensino superior: questões sobre a formação do professor. São Paulo: Avercamp; 2008.

25. Comportamento adequado: disciplina em classe

> Por que os cursos superiores não têm real preocupação com o desenvolvimento do aluno no campo dos princípios e valores?
>
> Por que seu coração não é também trabalhado, efetivamente?
>
> **(do autor)**

Creio que todos já ouviram esta expressão "que classe indisciplinada!"; ou então: "nenhum professor consegue dar aula naquela classe". Pois saibam que queixas desse naipe não são exclusivas do curso médio em escolas públicas de periferia. Referências a "alunos indisciplinados" também ocorrem em cursos superiores.

Mas, professor, não desanime. Disciplina também se aprende. Adquire-se aprendendo. É uma questão de adaptação do modo de ser de cada um à disciplina na aula. Na aula e na vida. Veja, a seguir, exemplos que a vida oferece.

Disciplina forçada

Alguém que queira prestar um concurso público terá que se disciplinar para conseguir alcançar seu alvo. "Precisará determinar técnicas de estudo que envolvem material de apoio, tempo de estudo, comportamento, atenção, postura, entre outros" (Berto, 2003).

Imagine um indivíduo indisciplinado, pouco afeito aos livros, com palavreado chulo, modos debochados, fumante ou algo mais grave (até aqui é indisciplina mesmo; daqui pra frente são as agravantes), sem banho, vestuário *hippie* ou assemelhado, cheio de *piercings* e excesso de tatuagens pelo corpo, apresentando-se para uma entrevista na tentativa de obter emprego. Obviamente já entra em desvantagem em relação a outros, digamos, mais disciplinados na vida.

Não quero dizer que as exigências da vida pessoal e social, que agora pesam dramaticamente sobre esse indivíduo, sejam barreiras eternas. Todos amadurecem e conscientizam-se da escolha de seu caminho. Muitos optam, livremente, pela construção de uma autodisciplina, que virá ser a base de sua vida.

Relacionamento

Voltando para dentro da escola, temos que a relação professor-aluno é peça importante que pode determinar a disciplina ou a indisciplina. "Um aluno que tenha simpatia, por exemplo, por seu professor de matemática fará esforços maiores para compreender a matéria e ter um bom comportamento, do que em relação à disciplina de geografia, a qual ele não gosta por considerar o professor antipático" (Berto, 2003).

É natural que esse sentimento positivo em relação ao professor arraste o seu mundo para ele e a relação favorável à sua disciplina, que pertence ao seu mundo, acaba sendo uma extensão natural daquele sentimento. Realmente, o professor que cultiva um bom relacionamento com seus alunos cria na classe um ambiente socioemocional de elevado teor, que facilita a aprendizagem.

Talvez seja por esse motivo que também se ouve esta outra expressão: "nas aulas do professor fulano os alunos comportam-se bem!"

Mas não é apenas por este fator que a ordem reina ou, na falta dela, que a desordem eclode. Há vários outros elementos intervenientes, como se pode ver em seguida.

Facilitadores da disciplina e da indisciplina

A indisciplina é a ausência da disciplina, é a negação da ordem e do método.

Professores que utilizam os meios disciplinares especificados adiante mantêm a classe em bom comportamento, recebem atenção dos alunos no decorrer da aula e conseguem a disciplina nas chamadas "classes indisciplinadas".

Disciplina – condições que favorecem a disciplina em aula.

1. Estabelecer, no início das aulas, em discussão com os alunos, regras de conduta ou padrões de conduta a serem seguidos (Haydt, 2007), para evitar situações conflituosas nas aulas.
2. Manter com a classe um relacionamento tranquilo, marcado pelo respeito, atenção e bom ânimo. A frase de Giancaterino (2007) abona isso: "O professor amigo, compreensivo consegue conter a maior parte da indisciplina na sala de aula."
3. Ter autoridade moral, técnica e intelectual que permita bom desempenho pedagógico. Quando a autoridade do professor é aceita, prepondera a reciprocidade e o respeito.
4. Realizar aulas dinâmicas com a oferta de bastante atividade. De preferência atividade desafiadora, com métodos ativos. O propósito é obter concentração e atenção do aluno e manter a classe ocupada, que evita procedimentos inadequados.
5. Diversificar ao máximo as estratégias de ensino. Ensino sempre renovado previne a rotinização.

6. Evitar controlar o aluno para obter disciplina; promover a submissão, nunca. Bueb (2008) diz que "a disciplina representa tudo o que as pessoas detestam: obrigação, subordinação, renúncia decretada, repressão de instintos, delimitação das vontades próprias", mas se, com habilidade, o professor se vale das condições acima e se previne das condições abaixo, conseguirá atenuar esse comportamento indesejável.

Indisciplina – condições que favorecem a indisciplina em aula.

1. "Alunos foram socializados em outros valores, de acordo com outras regras, tiveram outro tipo de vivências, têm outros conhecimentos, possuem outros interesses, outras inquietações, outras formas de estar na vida" (Cortesão, 2006). A realidade é esta: a escola, para eles, é muito certinha e lá não se sentem bem.
2. Mais uma da Professora Luiza Cortesão: "Excesso de regras e proibições faz com que os interditos estabelecidos pelos regulamentos anteriormente adotados sejam desafiados".
3. Tratamento com coerção e rigidez provoca reação pautada por agitação e revolta.
4. Aulas monótonas e cansativas, que fatalmente levarão ao desinteresse e descaso do aluno e poderão gerar inquietação e tumulto. Aulas motivadoras, ao contrário, atraem a atenção.
5. Alguns professores não são bem acolhidos pelos alunos. A partir daí, quando a rejeição total está instalada, tem início uma turbulência sistemática, difícil de reverter. Ao descobrirem as fraquezas do professor, aproveitam para malhá-lo impiedosamente.

Aluno insubordinado em fase de mudança

É uma grata possibilidade. Todo professor aguarda sinais de transformação nos alunos rebeldes.

Sousa (2010) também conta com isso ao dizer que "em determinados casos, porém, de acordo com os ditames da consciência subjetiva, pode se tornar uma transgressão sadia, abrindo caminho para mudanças revolucionárias e a busca do novo, entendido como um bem maior pessoal ou social".

Com esse espírito de otimismo, o professor peleja para entender o aluno dos novos tempos, que têm a liberdade de escolher e fazer o que quiser e que faz várias coisas ao mesmo tempo. Assiste a vários programas de TV concomitantemente, com intensidade de som altíssima, e a mesma agitação ocorre na frente do computador. Como dinamismo e agilidade não é a mesma coisa na sala de aula, eles não conseguem ficar atentos por muito tempo e ficam inquietos.

Antigamente, esse tipo de comportamento era considerado intolerável, mas hoje faz parte do cotidiano de muitas escolas. Essa escola que não foi concebida para eles e que não muda para incluí-los. Por se sentirem estranhos ao ambiente escolar, quando são maioria se manifestam de modo turbulento e agressivo (Cortesão, 2006).

Este processo exige que os professores conheçam seus alunos, suas características grupais, e saibam diferenciar o verdadeiro "indisciplinado" daquele inconformado, ou menos acomodado, porque é mais exigente. Que saibam também interpretar o temperamento genioso e rebelde como uma forma de mensagem que queira passar. Pode estar insatisfeito ou inconformado com algum fato sucedido e tenta avisar o professor por meio desse seu comportamento estranho.

Aluno hiperativo

Não tratar o assunto com a rigidez e coerção do passado, mas com criatividade, já impõe uma atenuante. É como se dissesse que o aluno, apesar de indisciplinado, merece consideração e respeito como pessoa que é. Ele pode estar indisciplinado por não conseguir se controlar e sem que isto seja seu comportamento definitivo.

Avançando neste raciocínio, é interessante e recomendável refletir sobre o termo hiperativo que se tem usado como sinônimo de indisciplinado e suas características citadas em Pedro-Silva (2006): inteligente, curioso, esperto e desenvolvido moralmente.

Com estas características, aos poucos irá aceitando e adotando normas e regras sociais que culminarão com a autodisciplina, obviamente intrínseca, elaborada por ele. Mas, que pode muito bem ter sido dada a entender pelo professor, nos seus momentos de sensibilização e incentivo.

Alunos inconformados que queiram chamar a atenção, alunos hiperativos, alunos não adaptados e alunos indisciplinados, no fundo, pedem respeito a seus valores e a seus saberes. Se o professor passar a desenvolver atividades que aproveitem suas competências poderá estar reabilitando-os. Ele pode conhecer uma série de preceitos e orientações convencionais de como enfrentar a indisciplina, mas pode obter melhores resultados com sua criatividade e "transformar a indisciplina em interesse disciplinado para aprender mais e melhor" (Berto, 2003).

Aluno carente (perturbado/transtornado)

Porém, há os alunos que têm algum tipo de distúrbio ou de carência, que também constituem um desafio pedagógico, mas estes precisam receber outro tipo de atenção. Esses alunos-problema podem provocar uma enorme arruaça e envolver outras pessoas, inclusive o professor. A confusão armada às vezes toma proporções gigantescas que se completam com suspensão e até expulsão do aluno. O professor envolvido pode ser tido como um dos protagonistas e também recebe algum tipo de admoestação. Conflitos dessa natureza devem e podem ser evitados – o professor sereno e que tem autoridade moral equilibra a situação com sua intervenção. Mantendo o controle da situação, no lugar de perder as estribeiras, acaba resolvendo a situação dentro da classe. Casos de insubordinação são muito raros nas classes cujos professores são calmos e cultivam boa relação interpessoal com os alunos.

Um professor com esse perfil até a cola consegue desestimular ou refrear.

Mais indisciplina: o ato de colar

Colar é uma prática ilícita bastante disseminada. Mas o que é ilicitude? Para mim, é uma contravenção, condenada pela moral, que deve ser punida.

No entanto, recebe punição quem xerocopia livros? É punido quem pirateia programas de computador e baixa músicas para serem reunidas em CD? E aqueles que produzem, revendem ou compram produtos pirateados ou contrabandeados? Todas essas fraudes fazem parte do cotidiano nacional, são toleradas e só falta institucionalizá-las como práticas legais.

Se nós aprendemos e incorporamos esses valores, como lídimos e naturais, por que também não considerar legítima a cola durante as avaliações escolares? Se os trabalhos escritos são colados, isto é, são textos copiados *ipsis verbis* da internet e levam a assinatura do aluno num plágio indecente, então por que não continuar a colar?

Há até mesmo professores que não se incomodam com a cola e para justificar sua posição inventam algumas virtudes para o ato. Geralmente, são pessoas que querem evitar o confronto com o aluno. Para isso, fingem não ver.

A tecnologia na computação, no Xerox, no CD pirata alcança a cada ano um nível mais avançado. Acompanhando essa tendência, as colas também evoluíram para uma enorme sofisticação tecnológica.

Já conversei com alunos que contestam e julgam que levar vantagem em tudo é sinal de esperteza e que o esperto é um vencedor. Para eles, colar não merece condenação, pois subiu para uma categoria institucional, de tão popular que é. Não é aviltante cometer certos atos condenados pela moral se isto o beneficia e o faz passar de ano. E interessar-se somente pelo que lhes diz respeito faz parte da ética do aluno. É uma ética enviesada, mas ele crê nela.

Selbach (2010) minimiza a prática da cola: "é perceber seus erros como tentativas de acertos", não como falha ou culpa. "Errar faz parte da vontade de acertar e, dessa forma, alunos que são levados a temer seus erros acabam sempre por procurar ocultá-los, e dessa tendência nasce a simulação, aparece a cola".

Eu sou mais intransigente e contrário a tudo isso. Tenho opinião formada de que colinhas no papel, como as antigas, e nos aparelhos, como as modernas, constituem trapaça. "Colar é um 'direito' do aluno, assim como fugir da prisão é um 'direito' do preso..." – se for pego, precisa ser punido.

Burke (2009) é da mesma opinião: "A cola é um terrível mal para a formação das pessoas não só porque prejudica a aprendizagem, mas também devido aos males morais (desonestidade, 'esperteza', cinismo etc.) que ela causa na formação do caráter dos jovens, e mesmo dos professores complacentes".

Crônica ilustrativa sobre a cola

"Colar não é diferente do ato de aplicar umas mentirinhas, de comprar um CD pirata ou produtos contrabandeados, de xerocar um livro completo, de não devolver um troco a mais, de surripiar um talher do restaurante ou uma toalha do hotel.

Há quem ache que seja normal uma mentirinha, uma receptação ilícita, o pirateamento de obras passando por cima de direitos autorais e editoriais, a não restituição de dinheiro obtido por descuido do caixa e a 'engraçada' subtração de um objeto de pequeno valor.

Sinto muito, mas as pessoas que assim procedem são desonestas. Essa desonestidade incipiente as tornará capazes (se já não são) de: contar mentiras para tirar proveito próprio, repassar material contrabandeado, adulterar ou falsificar produto a ser vendido, premeditar o não pagamento de contas e cometer furtos e pequenos assaltos.

Como 'o homem vive sempre situações decorrentes do que praticou', pode-se depreender que quem já passou pelos estágios anteriores está pronto para iniciar uma nova fase de ilicitudes. Suas mentiras serão ardilosamente planejadas a fim de se locupletar. Como já traficou material clandestino, o narcotráfico será natural. Suas primeiras adulterações foram preparatórias para a falsificação de assinaturas, documentos, balanços, laudos. Quem reteve indevidamente dinheiro de outrem terá facilidade em desviar verbas, pagar propinas, transitar bem em ambientes de corrupção. Finalmente quem já cometeu furtos e pequenos assaltos já está preparado para praticar grandes assaltos à mão armada.

Escalada semelhante acontece no jogo, no vício, na agressão, no crime. Tudo tem um começo. Os graus de complexidade vão aumentando aos poucos" (Madeira, 2010).

A historieta acima não exagera a aparente pequena fraude que é a ação de colar. A linha divisória entre esse mau hábito e o crime é mais tênue do que se pensa.

Referências bibliográficas

Berto VM. Vantagens da (in)disciplina em sala de aula. In Carvalho VS (org.). Pedagogia levada a sério. Rio de Janeiro: Wak; 2003.

Bueb B. Elogio à disciplina. Porto Alegre: Artmed; 2008.

Burke TJ. Por uma revolução de qualidade no ensino: invertendo o paradigma. Petrópolis: Vozes; 2009.

Cortesão L. Ser professor: um ofício em risco de extinção? 2ª ed. São Paulo: Cortez; Instituto Paulo Freire; 2006.

Giancaterino R. Escola, professor, aluno: os participantes do processo educacional. São Paulo: Madras; 2007.

Haydt RCC. Curso de didática geral. 8ª ed. São Paulo: Ática; 2007.

Madeira MC. Sou professor universitário; e agora? 2ª ed. São Paulo: Sarvier; 2010.

Pedro-Silva N. Ética, (in)disciplina e relação professor-aluno. In La Taille Y, Justo JS, Pedro-Silva N. Indisciplina/disciplina: ética, moral e ação do professor. 2ª ed. Porto Alegre: Mediação; 2006.

Selbach Simone (org.). Ciências e didática (Coleção Como Bem Ensinar). Petrópolis: Vozes; 2010.

Sousa ABR. Ética e cidadania na educação. São Paulo: Paulus; 2010.

SEXTA PARTE
ENSINO UNIVERSITÁRIO DO FUTURO

26. Novos paradigmas: metodologias ativas de ensino

Em 2009/2010, escrevi para a 2ª edição do livro "Sou professor universitário; e agora?" um capítulo sobre o ensino do futuro na universidade. Pela lógica, eu deveria parar por aí, já que faz tão pouco tempo. Porém, ao continuar a pensar e me interessar pela matéria, praticamente imutável nestes dois anos, volto a ela com nova e maior abordagem, no contexto de hoje, não mais com um só capítulo, mas com quatro.

O ensino do futuro: presságios vagos

Vários e lindos presságios sobre a educação dos anos vindouros é o que não faltam. São previsões soltas e isoladas, opiniões apressadas, superficiais e sem a fundamentação de cada uma.

Para definir o ensino e o professor do futuro, usam-se, frequentemente, as seguintes expressões, que estou extraindo do livro anterior (Madeira, 2010): "produtivo", "momentos de pesquisa, reflexão e elaboração de conhecimento", "aulas mais interativas", "interpretar os problemas e a interagir com os textos", "capaz de dinamizar a inteligência do grupo, "investigador do conhecimento", "instigador do desenvolvimento da aprendizagem", "deixa o aluno caminhar sozinho", "estabelecer diálogo crítico com o mundo", "postura investigativa de trabalho", "diálogo crítico e criativo com a realidade", "elaboração própria do conhecimento".

É uma linda antevisão, mas que mais parece desejo do que previsão. De qualquer forma, eu também desejo para o nosso país todo esse prognóstico dos educadores, mesmo que discutível.

Burke (2009) também notou que as pessoas falam muito em "ensino renovado", "escola ativa", "aprendizagem significativa", "tematização da prática", "construtivismo", "mudança de paradigma" etc. Mas, diz ele, "estamos presenciando pouco mais do que belos discursos (...) empregam essa terminologia de uma forma superficial, talvez muito mais por estar na moda do que por dominá-la com segurança".

A opinião de Rosa (2007) não é diferente: "as inovações pedagógicas não têm sido compreendidas em seu sentido radical, mas reproduzidas por um discurso vazio de significado, reduzido ao clichê e ao senso comum".

Mas, mesmo com essas manifestações de um prognóstico incerto, já se pode detectar alguns locais em que essas ideias de um ensino interativo/reconstrutivo/investigativo são aplicadas. A previsão mais otimista é que esses poucos locais se multiplicarão gradual e lentamente. Não é provável um salto repentino. E nem é desejável, porque mudanças lentas são mais bem assimiladas e, uma vez consolidadas, perduram.

Durante um bom tempo, prevalecerá esse nosso ensino tradicional, o "ensino verbalístico, para a classe inteira", como dizem Placco e Sarmento (2008), modelo ainda hoje dominante "temperado" por alguns "modernismos", como trabalhos de pesquisa em grupo ou pesquisas em casa.

Mas existem profissionais qualificados, com boa vontade para tentar aplicar essas inovações pedagógicas na sua prática, o que nos dá não uma expectativa de desejo, mas uma perspectiva de esperança e até de confiança.

A partir de agora neste texto, os "presságios vagos" vão dar lugar a proposições mais consistentes que, com seu embasamento teórico, sinalizarão o alcance das verdadeiras possibilidades de transformação. Passo então a resumir a estrutura basilar dessas novas teorias ou, como são chamadas, metodologias ativas de ensino, com arrimo em vários autores, de cujas obras retiro alguns excertos.

Ensino com pesquisa

Introduzo este assunto, servindo-me de um exemplo simples, porém instigante, sobre a pesquisa em aula, apresentado por Selbach (2010). Como existem mais coisas não sabidas que as sabidas, o professor deve ensinar também o que não sabe que para o aluno é mais importante porque ambos irão descobrir juntos, pesquisar os saberes desconhecidos. Vejamos o exemplo. Alguém pergunta onde fica determinada rua. Como o outro não sabe, diz: "venha comigo que vou apanhar um guia". Procurando no guia pela ordem alfabética descobre o bairro e o identifica no mapa. Abrindo na página certa, ambos visualizam a rua e seu entorno e deduzem as maneiras de se chegar lá. Se o professor soubesse a localização da rua, logo ensinaria e "esse insosso saber é engolido sem o prazer sensual da degustação". "O 'não saber' se fez acompanhar do ensino de uma estratégia, do domínio de uma competência, da perspectiva de se descobrir uma rua e, ao mesmo tempo, aprender a pesquisar. O saber passa a ser atraente, sensorial, gostoso. Infinitamente mais importante que o saber de quem apenas sabe".

Sobre o assunto ensino com pesquisa, tenho lido livros do Professor Pedro Demo, mas o que mais me tocou foi o "Professor do futuro e reconstrução do conhecimento" (Demo, 2009). A metodologia de ensino que preconiza, neste e em vários de seus outros livros, é a reconstrução do conhecimento por meio de elaboração própria ajustada pela pesquisa. Julgo ser este um tipo de ensino universitário bem avançado, porque o aluno é levado a pensar e aprende a ganhar autonomia. Quanto ao professor, "terá que demonstrar todos os dias que sabe se reeducar (...)

precisa compor-se com a atualização permanente, porquanto, se o conhecimento, de um lado, é aquilo que a tudo inova, do outro lado da mesma moeda é aquilo que a tudo envelhece. Nada envelhece mais rápido que o conhecimento inovador". Por ser metodologia dinâmica que requer esforço permanente do professor e do aluno, não tem muitos adeptos. O método é reconhecido e elogiado, mas dificilmente adotado. Exige muito do profissional, que prefere ter menos trabalho se ficar com o convencional. A propósito do ensino pela pesquisa, o autor improvisa uma comparação interessante: enquanto o Primeiro Mundo pesquisa, o Terceiro dá aula.

As palavras de Behrens (2005) também ajudam a entender os propósitos do ensino com pesquisa: "... pode provocar a superação da reprodução para a produção do conhecimento, com autonomia, espírito crítico e investigativo". Considera o aluno e o professor pesquisadores e produtores dos seus próprios conhecimentos. "A mudança paradigmática no advento da sociedade do conhecimento desafia as instituições a repensarem a prática pedagógica oferecida nos meios acadêmicos (...) A escola na abordagem do ensino com pesquisa precisa com urgência articular seus docentes e alunos para ter uma formação diferenciada que atenda a essas novas exigências com criticidade, com espírito crítico e reflexivo".

Chizzotti (2007) também adverte que o ensino não pode limitar-se ao conhecimento acumulado, ao que já está feito; visa, também, orientar as pessoas a pensar por conta própria nas definições de seus problemas e decisões. "A crescente preocupação com um ensino que se fecunde de pesquisas é parte de uma nova agenda da vida docente e deverá determinar muito do que será o ensino, no futuro".

Mas, para Siqueira Filho (2002), apesar de os professores reconhecerem o valor da pesquisa, não sabem usá-la como método para a produção do conhecimento em sala de aula. Mesmo assim, crê que ela começa a surgir no imaginário dos professores e irá se consolidar como instrumento na prática docente no futuro. E adiciona importante informação: "Temos observado nos alunos egressos das universidades que alcançaram aprovação em instituições de pós-graduação altamente conceituadas, não pertencerem ao grupo aqueles com maior aproveitamento no histórico escolar, mas que certamente passaram por algum tipo de experiência com a pesquisa, que os qualificou diferentemente em termos de produção do conhecimento."

Tal como Demo, Alarcão (2010) também declara que os alunos, em face da nova aprendizagem, afastam-se de uma pedagogia da dependência para uma pedagogia da autonomia e passam a depender menos do professor e a terem maior consciência crítica. "Como aspecto difícil de ultrapassar, os professores-pesquisadores salientam a dificuldade inicial de envolver os alunos na reflexão, habituados como estão a reproduzirem o que o professor lhes transmite 'pronto-a-vestir'".

Construtivismo

O autor Burke (2009) valoriza e recomenda o construtivismo (Piaget) e insiste que "A aprendizagem só pode ser realizada pelo próprio sujeito que aprende, com suas operações mentais... Quanto mais operar e quanto mais variadas forem as operações, tanto mais e melhor o objeto irá se incorporar às suas estruturas mentais. O professor deixa de ser apenas um conferencista e passa a estimular a pesquisa e o esforço, em vez de se contentar com a transmissão de soluções já prontas.

Da mesma forma, Rosa (2007) dá valor à teoria construtivista, na qual "o aluno é sujeito de sua própria aprendizagem, ele atua de modo inteligente em busca da compreensão do mundo que o rodeia", sendo que o professor é um mediador neste processo. E isto pode ser considerado um grande avanço.

No construtivismo, "o trabalho do professor consiste em propor ao aluno uma situação de aprendizado para que produza seus conhecimentos como resposta pessoal a uma pergunta, a uma necessidade, fazendo-o pensar sobre sua ação, buscando respostas, pesquisando, perguntando, refazendo, comparando, desenvolvendo novos esquemas, construindo novas estruturas. Neste sentido, ao trabalhar com problemas ou desafios, a resolução ou a realização de experiências passa a ser responsabilidade do aluno e não a pura e simples demonstração e/ou exposição pelo professor" (Costa, 2002).

Mas a contundente opinião de Franco (2008) levanta algumas questões na aplicação dessa teoria:..."ser construtivista acaba transformando-se em uma 'palavra de ordem', em mais um 'modismo' e em um rótulo desprovido de seu real significado (...) a partir de uma visão distorcida, muitos equívocos acabam sendo cometidos".

A apreciação da psicóloga Rosely Sayão, entrevistada pela "Pesquisa FAPESP" (nº 181, p. 85, 2011), tem alguma semelhança: "Hoje todo mundo fala em construtivismo, só que o professor não tem tempo para estudar e descobrir exatamente o que ele significa".

Realmente, há aqueles que não questionam os pressupostos básicos das teorias de aprendizagem, como o construtivismo, e absorvem de maneira acrítica seus fundamentos. Mesmo assim perdidos, passam a usá-las em seu ensino.

Interdisciplinaridade

A ação interdisciplinar é outra concepção a ser considerada. A proposta prevê a superação da dicotomia teoria-prática, como prevê também a articulação dos assuntos das várias disciplinas, numa visão globalizante e mais dinâmica. Andrade (1998) enfatiza a perspectiva universitária da passagem do modelo multidisciplinar, tradicional (fragmentado em que há justaposição de disciplinas diversas, sem relação aparente entre si) para o modelo interdisciplinar, que busca a integração do conhecimento com a interdependência, a interação, a comunicação existente entre as disciplinas. Enquanto o primeiro dificulta a percepção da inteireza do saber (visão fragmentada do mundo, que é visto como um quebra-cabeça desmontado), o segundo não deixa escapar a visão do todo.

Metaforicamente, é como uma orquestra, com músicos, instrumentos e partituras de características distintas, mas que se integram para a execução da música. Com a participação conjunta, os elementos se justapõem e o resultado é um só.

No dizer da Professora Ivani Fazenda, "o ensino interdisciplinar nasce da proposição de novos objetivos, de novos métodos, de uma nova pedagogia, cuja tônica primeira é a supressão do monólogo e a instauração de uma prática dialógica. Para tanto, faz-se necessária a eliminação das barreiras entre as disciplinas e entre as pessoas que pretendem desenvolvê-las". Tomando emprestadas palavras da própria autora, o estabelecimento de uma metodologia interdisciplinar é possível quando se respeita o conteúdo e os objetivos de cada disciplina. Fazenda (2007) esclarece também que a interdisciplinaridade implica uma relação de reciprocidade e de mutualidade, em que todo conhecimento é igualmente importante.

Para fortalecer a metáfora, na execução da música as mesmas relações de reciprocidade e de mutualidade estão presentes, assim como todos os componentes da orquestra e seus instrumentos são igualmente importantes.

Um meio termo entre os dois modelos é a concepção pluridisciplinar, que é a tentativa de união de disciplinas vizinhas ou próximas em conhecimento, formando áreas de estudo com conteúdos afins, com menor fragmentação. Nessas relações interdisciplinares as disciplinas envolvidas devem ter ciência de tudo aquilo que as outras estão fazendo. Essas concepções levam a currículos integrados, que possibilitam a articulação de várias disciplinas em torno de temáticas relevantes.

Mas há obstáculos que precisam ser quebrados, como a rigidez das estruturas da instituição e o medo que se tem de perder o prestígio pessoal na montagem de um comitê multidisciplinar que parta em busca de uma linguagem comum.

Estudo de caso – Ensino baseado em problemas (PBL)

O objetivo é colocar o aluno em contato com uma situação profissional real (pode também ser simulada, porém composta de vários aspectos reais). O aluno é levado a fazer uma análise diagnóstica da situação-problema, buscar informações e aplicá-las, integrando teoria e prática, trabalhar em equipe e desenvolver a capacidade de analisar problemas e suas soluções, preparando-se assim para enfrentar questões cruciais reais e complexas na vida profissional (Masetto, 2003).

Ott (2007), ao denunciar a crise do ensino "atual", que não corresponde às necessidades do estudante, chega a dizer que "a maioria dos professores utiliza estratégias de dominação" e que "em quase todos os casos o ensino é nulo". Propõe à escola ensinar por meio de solução de problemas reais e concretos, como uma metodologia para desenvolver a criatividade ao pensar em alternativas de solução dos problemas apresentados. Ela não menciona especificamente a metodologia do PBL, mas insiste que se deve ensinar por meio de solução de problemas reais e concretos.

Burke (2009) também menciona que a situação-problema pode servir de ponto de partida para prender a atenção dos participantes e mantê-los ativos na construção do seu conhecimento.

De um modo geral, no caso das ciências da saúde há uma interligação entre a teoria apreendida e as vivências práticas. Mas somente em poucos casos há propostas sérias de projetos interdisciplinares já implementados.

Uma forma de metodologia interdisciplinar bem avançada praticada na área da saúde, mormente em cursos de Medicina, é o PBL (do inglês, *Problem-based Learning*), um estudo baseado na resolução de problemas, em que disciplinas que podem estar relacionadas com um problema (caso) se reúnem em situações de ensino e aprendizagem. A dinâmica metodológica divide-se em três partes. Começa por sessões tutoriais, com problemas em pequenos grupos, sob a supervisão de um tutor. A segunda parte são as buscas ativas e interativas para buscar informações que respondam aos objetivos; o grupo de alunos estuda textos, faz entrevistas e buscas na internet e os professores orientam leituras adicionais e apresentam novos dados ou informações. A terceira parte é constituída de sessões de consolidação, em que são realizados fóruns de estudo em torno da temática para aprofundar os achados dos alunos em sua prática e suas reflexões. Finalmente, são realizadas autoavaliações para repensar todo o processo (Batista et al., 2004).

Referências bibliográficas

Alarcão I. Professores reflexivos em uma escola reflexiva. 7ª ed. São Paulo: Cortez; 2010.

Andrade RC. Interdisciplinaridade: um novo paradigma curricular. In Goulart IB. A educação na perspectiva construtivista: reflexões de uma equipe interdisciplinar. Petrópolis: Vozes; 1998.

Batista NA, Batista SH, Seiffert OMLB, Sonzogno MC et al. A especialização como espaço de formação docente em saúde no Cedess/Unifesp: um enfoque problematizador. In Batista NA, Batista SH. Docência em saúde: temas e experiências. São Paulo: Editora Senac; 2004.

Behrens MA. O paradigma emergente e a prática pedagógica. Petrópolis: Vozes; 2005.

Burke TJ. Por uma revolução de qualidade no ensino: invertendo o paradigma. Petrópolis: Vozes; 2009.

Chizzotti A. Metodologia do ensino superior: o ensino com pesquisa. In Cunha MI (org.). Reflexões e práticas em pedagogia universitária. Campinas: Papirus; 2007.

Costa ARF. A ação docente numa perspectiva construtivista. In Kullok MGB (org.). Relação professor-aluno: contribuição prática pedagógica. Maceió: EDUFAL; 2002.

Demo P. Professor do futuro e reconstrução do conhecimento. 6ª ed. Petrópolis: Vozes; 2009.

Fazenda ICA. Interdisciplinaridade: um projeto em parceria. 6ª ed. São Paulo: Loyola; 2007.

Franco MLPB. O papel da escola, professores e alunos: algumas reflexões. In Manzini-Covre ML (org.). Formação do professor, formação do aluno. São Paulo: Expressão e Arte Editora; 2008.

Madeira MC. Sou professor universitário; e agora? 2ª ed. São Paulo: Sarvier; 2010.

Masetto MT. Competência pedagógica do professor universitário. São Paulo: Summus; 2003.

Ott MB. Ensino por meio de solução de problemas. In Candau VM (org.). A didática em questão. 27ª ed. Petrópolis: Vozes; 2007.

Placco VMNS, Sarmento MLM. Outro jeito de dar aulas: orientação de estudos. In O coordenador pedagógico e a educação continuada. 11ª ed. São Paulo: Loyola; 2008.

Rosa SS. Construtivismo e mudança. 10ª ed. São Paulo: Cortez; 2007.

Selbach S (org.). Ciências e didática (Coleção Como Bem Ensinar). Petrópolis: Vozes; 2010.

Siqueira Filho V, Pexer ZI, Tamanini E. Formação do professor: a pesquisa como identidade e produção do conhecimento. In Kullok MGB (org.). Relação professor-aluno: contribuição prática pedagógica. Maceió: EDUFAL; 2002.

27. De frente para o futuro: optar por mudança de paradigma?

Analisando os paradigmas

Faço um comentário, a partir das reflexões contidas no livro de Demo (2009). O seu raciocínio, que cita a submissão por conta do instrucionismo, o qual age de fora para dentro e que não forja a autonomia, afigura-se como correto. O aluno dependente do professor que ensina nas aulas está sempre esperando novos conhecimentos que só o professor tem e repassa. Se o aluno não reconstrói, de dentro para fora, não refaz, não renova de acordo com sua auto-organização, sua busca, sua pesquisa, sua própria interpretação da realidade, ficará sempre dependente, mesmo depois de formado.

Suponhamos que se ambos continuam a se relacionar ou se passam a trabalhar juntos, o professor, que pesquisa e acrescenta mais saberes em sua mente pelas leituras, manterá sua posição de líder em relação ao ex-aluno, que ficará sempre à espera desses saberes na posição de orientando-dependente. Se não se virem mais, o ex-aluno terá outras dificuldades na vida, relacionadas ao saber pensar. É mais ou menos isso que acontece com esse professor que cresce e o outro acha conveniente crescer sob sua sombra.

Burke (2009) também avisa que, quando o mestre faz pelo aluno a maior parte do trabalho mental, rouba dele justamente o que é mais fundamental nas situações de aprendizagem. Quando o professor estimula seus alunos a fazerem as mais variadas atividades mentais, ele está dando a oportunidade deles assimilarem e construírem seus novos conhecimentos e desenvolverem a capacidade de aprender por conta própria e de pensar com a própria cabeça.

O professor não coloca o aluno simplesmente para fazer algo, mas faz com que o aluno reflita e compreenda como fez isto ou aquilo. "A experiência não é a prática em si, mas o que se faz com a prática (...) o saber, o conhecimento, não vem da prática, mas da abstração reflexionante 'apoiada sobre' a prática" (Alarcão, 2010).

Diante dessa didática até aqui discutida, que deve constituir a base dos chamados métodos ativos de ensino, Rosa (2007) opina que, queiramos ou não, a escola tradicional já morreu, pertence ao passado, subsistindo somente uma espécie de saudosismo nostálgico. Não corresponde mais à realidade e às necessidades de um tempo cujas feições são totalmente novas. Por isso mesmo não estamos diante de uma opção, mas de uma necessidade de mudança. Mudar é questão agora de sobrevivência! "Mudança é aquilo que acontece depois que conseguimos olhar para o mesmo de um jeito diferente".

O problema é que há resistência à mudança...

A mudança

Seremos nós também resistentes à mudança paradigmática? Está em nossos planos a adoção de metodologias de ensino mais contemporâneas, para tornar as aulas mais expressivas? Você, que me lê, tem atração por algum dos métodos relacionados no capítulo anterior?

Faço um parêntese para demonstrar que pequenas mudanças essenciais no ensino informativo e reprodutivo atual são necessárias e urgentes. Dou três exemplos.

1º) Um professor, que tinha na inspetoria de ensino um cargo de gestão, ao visitar uma classe de escolares abriu um livro que estava sobre uma carteira e leu: "para que servem os frutos?" A professora encorajou os alunos a darem a resposta e eles falaram quase em uníssono: "para disseminar as sementes". Sorriu satisfeita e ficou na sua. Então, o inspetor fez nova questão: "o que significa disseminar?" Ninguém soube dar a resposta!

2º) Uma pessoa aprendeu a economizar água: como prevenir vazamentos, fechar bem as torneiras, não desperdiçar. Para muitos, como essa pessoa, aprender é apenas se informar, sem também converter essa informação em conhecimento e se educar, se transformar. A pessoa agora sabe fechar as torneiras muito bem, mas não sabe por que faz isto. Faltou compreender que, com sua ação isolada, está colaborando para a preservação do meio ambiente e evitando a falta d'água no mundo. É essa a significação que será aplicada na vida e que deve complementar a simples informação. Agora ela sabe por que razão economiza água (Selbach, 2010).

3º) Numa faculdade de Odontologia, assisti a uma extração de dente feita por um aluno. Ele fazia a luxação do dente, para soltá-lo, com movimentos para vestibular e para lingual (para fora e para dentro). Obedecendo à técnica, o movimento em direção vestibular era mais forte. Perguntei a ele por que. A resposta foi esta: "por que o instrutor mandou" (!).

São bons exemplos de falta de reflexão sobre o que se aprende. Prefere o aluno (e o professor permite) decorar textos do que pensar nas significações do aprendido. Não estou falando de concepções de um novo ensino, mas de melhorar um pouco este ensino atual. Já seria um progresso. Onde se viu dar uma informação básica ao aluno e privá-lo de pensar sobre ela, sobre sua significação e sua aplicação na vida.

Mas, supondo que muitos já passaram dessa fase da exclusiva informação e que estão mais interessados em aprimorar ainda mais seu ensino, é para eles que continuo escrevendo. Retorno à mudança de paradigma.

Realmente, mudar é complicado, gera insegurança por medo do desconhecido. O novo é tido como um intruso num mundo organizado e harmônico – representa, quase sempre, uma ameaça, enfrenta obstáculos, implica riscos. Adotar o novo é uma decisão arrojada; não se trata de trocar de paradigma assim como se troca de roupa. Abraçar um novo paradigma, radicalmente, é complicado, tem empecilhos; colocar uma roupa totalmente nova é bem mais fácil.

Tanto é que, segundo Gandin (2010), a dinâmica da ação-reflexão, como metodologia, tem ficado muito distante da prática dos educadores, apesar de muito se falar nela. O que acontece com mais frequência é a discussão entre professores sobre uma porção de ideias, mas que realizam uma prática dirigida por outras ideias, dentre elas a prática nociva de os alunos decorarem fórmulas e fatos completamente desligados de sua vida e de seus interesses.

"Mas o homem quer mudar sempre; a mudança é uma necessidade com a qual ele convive", diz Farias (2006). Ela é engendrada lenta e progressivamente; é um processo, uma evolução gradual, para uma mudança até a essência. Com esse tempo de amadurecimento, a renovação do fazer pedagógico não ocorrerá "no vazio, nem se operará apenas no plano individual e muito menos através de ações fragmentadas".

Você, leitor, adotaria um novo paradigma em sua disciplina/curso?

Não adianta ter uma ideia genérica das metodologias apresentadas e ficar por isso mesmo. De nada resolve ficar elucubrando sobre pressupostos teóricos dessas metodologias e não se decidir abrir para o novo. Importa agora pensar em mudar, se for possível e se estiver com disposição para isso.

Pode ser bonito discursar sobre metodologia que estimule o espírito investigador, o confronto de ideias, aulas instigadoras que provoquem a curiosidade do aluno, sua crítica e a autonomia. Mas a real mudança nasce do casamento entre a necessidade e o desejo. Um terceiro fator que favorece a mudança deve ser acrescentado: é a possibilidade ou a oportunidade. Pergunta-se: será oportuna essa modificação? Será possível fazê-la?

Há métodos que se encaixam muito bem em disciplinas e cursos de humanidades, que não são muito adequados ao setor das exatas e da saúde. A área da saúde, que conheço melhor, tem particularidades que entravam a aplicação plena de alguma dessas metodologias. Mas mudança não significa substituição completa; presumo que estejamos todos raciocinando em tese, em que os princípios ou fundamentos são capitais, mas os pormenores não tanto.

Uma série de barreiras dificulta esse salto de qualidade que se propõe e que se aguarda. Cito abaixo os obstáculos que se enfrenta na implantação de nova metodologia. Terá você coragem e condições de lutar contra eles?

Obstáculos a serem superados para a adoção de um novo paradigma

Os próprios autores citados no capítulo anterior enumeram alguns obstáculos para a introdução de métodos que coloquem o aluno no centro do processo educativo e desenvolvam sua capacidade de pensar. A autora Ott (2007), por exemplo, menciona que "uma das maiores dificuldades no ensino por meio de solução de problemas se refere à preparação do professor". Esta frase da autora parece ter sido escrita em 1983, porque o livro foi reimpresso sucessivamente até sua edição de 2007 (nas referências bibliográficas, a última é de 1982). Mas isto reforça uma tese que vou defender mais além, de que o ensino é o mesmo de décadas atrás, pois nada mudou. Da mesma maneira pensa Burke (2009), que em seu primeiro livro, de 2002, afirmava que o ensino ia mal e que precisava sofrer uma revolução. Agora reafirma que a situação quase nada mudou! "O ensino continua o mesmo, talvez um pouco pior".

Em referência ao ensino pela pesquisa, a realidade de hoje dificulta o uso dessa metodologia. Bagno (2009) aponta para uma primeira dificuldade: "existem coisas que, quando não são aprendidas bem cedo, deixam sempre 'buracos' na formação de um indivíduo (...) é o que acontece com o hábito de pesquisar. Quem não aprendeu a pesquisar no 1º ou no 2º grau vai penar muito quando chegar à universidade ou à vida profissional e se vir obrigado a empreender uma pesquisa." (...) "Como você só pode obter um produto depois que tiver conhecimento do processo de produção," é preciso ensinar aos alunos como pesquisar.

Porém, a grande dificuldade é o esforço que se espera dos docentes e das escolas em relação à adoção de novas metodologias que promoveriam avanços na educação e que é quase em vão. Não se vê muita disposição para tal. No reverso, o que mais se vê é o acomodamento. Tanto um como o outro prefere evitar a trabalheira da renovação, continuando nas delícias da rotina.

Demo também reconhece que a metodologia que defende e recomenda não é simples de ser aplicada, mas por outro motivo: "Transformar a sala de aula em local de trabalho conjunto, não de aula, é uma empreitada desafiadora, porque significa, desde logo, não privilegiar o professor, mas o aluno, como, aliás, querem as teorias modernas".

Passando a palavra a Alarcão (2010), diz ela que é difícil implementar novas formas de organização sem romper com o paradigma vigente e que é perigosa uma ruptura brusca com o *status quo*; mas é inevitável um afastamento progressivo dele.

Também acho que não se muda por decreto ou por osmose. Tem de haver uma assunção gradual da mudança, que deve ser encarada como uma oportunidade de adaptação. É o tempo necessário para incorporar e consolidar bem as novas atitudes.

Referências bibliográficas

Alarcão I. Professores reflexivos em uma escola reflexiva. 7ª ed. São Paulo: Cortez; 2010.

Bagno M. Pesquisa na escola: o que é, como se faz. 23ª ed. São Paulo: Loyola; 2009.

Burke TJ. Por uma revolução de qualidade no ensino: invertendo o paradigma. Petrópolis: Vozes; 2009.

Demo P. Professor do futuro e reconstrução do conhecimento. 6ª ed. Petrópolis: Vozes; 2009.

Farias IMS. Inovação, mudança e cultura docente. Brasília: Líber Livro; 2006.

Gandin D. Planejamento como prática educativa. 18ª ed. São Paulo: Loyola; 2010.

Ott MB. Ensino por meio de solução de problemas. In Candau VM (org.). A didática em questão. 27ª ed. Petrópolis: Vozes; 2007.

Rosa SS. Construtivismo e mudança. 10ª ed. São Paulo: Cortez; 2007.

Selbach S (org.). Ciências e didática (Coleção Como Bem Ensinar). Petrópolis: Vozes; 2010.

28. O ensino do futuro: dificuldades a serem enfrentadas

Além das dificuldades mencionadas no capítulo anterior (romper bruscamente com o paradigma vigente, não é simples de ser aplicado, medo do desconhecido, representa uma ameaça), outras dificuldades são anotadas abaixo.

Formação eficiente de professores

Inicio o subcapítulo com uma citação de Perrenoud, tirada de um de seus livros que não me lembro qual: "formadores reflexivos e críticos para formar professores reflexivos e críticos", e com uma pergunta minha: as escolas e seus professores estão preparados para formar o professor do futuro?

Assim começa mais uma dificuldade. É sabido que a maioria dos cursos existentes é precária. Os professores em formação aprendem na Pedagogia uma didática meramente instrumental, normativa, sem pesquisa na sala de aula. Como iriam reivindicar condições para ensinar com pesquisa, por exemplo, se não aprenderam antes? Não me consta que os chamados métodos ativos e modernos de ensino sejam profundamente abordados na graduação de professores. Em lugar disso, são apenas relacionados como metodologias existentes.

Faz-se necessária uma educação mais esmerada; não é só aprender técnicas. Corre-se o risco de perpetuar a concepção tecnicista de formação de docentes. Professor sem produção própria, que repassa aos alunos o que lê, está de costas para o futuro.

A mesma opinião é encontrada em Franco (2010): "O professor não está sendo formado com autonomia e crítica, de forma que possa construir, compreender e transformar saberes pedagógicos (...) preocupa o caminho que cursos de formação estão tomando e as condições precárias, aviltantes, alienantes das escolas".

Professores de outras áreas não passam por um processo de formação, mas somente uma "preparação" curta em cursos de pós-graduação. A duração da disciplina específica raramente ultrapassa 60 horas, tempo exíguo para profissionalizar docentes para o ensino superior (Pimenta e Anastasiou, 2005).

Depreende-se daí que há a necessidade permanente de recapacitação dos professores, para se manter o profissional renovado e atualizado – é uma questão de vida e morte.

"Ser educador sem educação é como ser paraquedista sem paraquedas".

Metodologias ativas não dependem de uma pessoa só

Outra dificuldade para a implantação dessas metodologias mais avançadas é que geralmente exigem um corpo docente em tempo integral para a plena execução de seus programas. As faculdades públicas possuem a maioria de seus docentes nesse regime de trabalho, mas, por certo, isto não acontece na grande maioria das faculdades particulares.

O mesmo tom é percebido nas palavras do autor Demo (2007): "a implantação plena do ensino pela pesquisa supõe tempo integral e dedicação exclusiva, no professor e no aluno", que as escolas, pelo menos as particulares, não se dispõem a oferecer prontamente.

Realmente, são investimentos dispendiosos. Tempo integral, interdisciplinaridade, PBL em pequenos grupos, professores bem preparados saem caro. Finlândia, Suécia, Noruega têm melhores condições de implantar metodologias mais contemporâneas porque estão longe da miséria social, têm um capital cultural mais desenvolvido e dedicam-se à educação.

Sobre o pressuposto da interdisciplinaridade, é certo que haja consenso quanto à eficácia. Todos concordam que deva haver articulação entre as disciplinas de um curso. Uma rede de assuntos que perpassa todas elas. Muitos já iniciaram gestões para a implantação de um currículo integrado.

Eu próprio já trabalhei com a minha disciplina Anatomia interligada à Fisiologia, à Histologia, à Embriologia e à Biologia e Genética, um projeto multidisciplinar, integrado, que foi concertado com os docentes dessas disciplinas durante as férias escolares de um início de ano. Funcionou bem por alguns anos, mas foi abortado por fatores alheios, pelo menos, à minha vontade. Depois disso, participei de várias discussões sobre currículo integrado e acompanhei (de longe) o desenvolvimento de dois deles, que alcançaram bom êxito. Todavia, reunir professores e planejar um programa interdisciplinar é tarefa para gigante.

Conforme Castanho (2007), a preocupação docente com a relação teoria-prática e com a interdisciplinaridade, por exemplo, é própria de professores criativos, que têm paixão pelo ensino e que tem características marcantes, como suas aulas interdisciplinares, que estimulam a criticidade e que buscam integrar ensino com pesquisa.

Mas, em concordância com Andrade (1998), "a escola é hoje uma das instituições sociais mais resistentes à mudança", em parte porque os professores "nunca saem da escola"; lá se formam, nela permanecem atuando e repetindo o mesmo modelo de seus antigos professores.

Metodologias ativas não se adaptam a certas disciplinas ou cursos

Essas teorias mais recentes de ensino atraem o aluno para uma posição de destaque, mais central. É como se em um filme ele fosse protagonista, o ator principal ou um deles, mas não o último dos coadjuvantes ou um figurante. O problema é que essa concepção é colocada como alternativa única, generalizada. Foram os especialistas em educação que introduziram essas (ótimas) metodologias. Quase todos pedagogos, ajudados de perto por psicólogos (Psicopedagogia), mas também com a visão de alguns filósofos, sociólogos e outros.

O ponto que quero atingir é este: a fundamentação dessas metodologias, que supostamente vieram para substituir um ensino "cansado" e de parcos resultados, nasceu nas ciências humanas. Proliferou nas licenciaturas, onde o debate das ideias é pródigo, onde a teoria é larga e o psicomotor quase não dá as caras. Esses métodos ativos de aprendizagem adaptam-se bem aos cursos de humanidades. Mas nem todos cabem muito bem em cursos das áreas da saúde e exatas. Por óbvio, pode-se aproveitar parte desses métodos – o que é aplicável – e principalmente o princípio, que é a ideia de valorização do estudante e sua aprendizagem. Podem-se deixar os detalhes de lado.

Exemplo: pensava que o PBL em uso no Brasil fosse exclusivo das escolas médicas, até ouvir de um professor de Engenharia, de São Carlos, que o PBL é praticado em seu curso. Modificado, adaptado, porém empregado.

Analisando o outro lado da questão, há métodos e técnicas muito utilizados na saúde, biológicas e exatas, que nunca mereceram atenção por parte dos teóricos da educação. Talvez porque não constaram de sua formação e não fazem parte de seu trabalho. Refiro-me, por exemplo, às aulas práticas clínicas, de campo e laboratoriais, que não dependem somente de amparo teórico e discussões sobre essa teoria, mas também da prática no domínio psicomotor.

Concluindo esta reflexão, digo que lendo esses textos a pessoa se informa, descobre coisas, mas continua olhando de longe, sem fazer. Pois, enfatizo que mudar é preciso, porém depois de muita reflexão. Aprender de modo diferente, como requerem as metodologias ativas citadas, pode tornar-se meta de todos. Pode não ser integralmente, mas que seja pelo menos parcialmente ou com modificações ou ainda de modo adaptado ao estilo de cada um.

O problema da falta de criatividade e inovação

O brasileiro tem orgulho em dizer que é arguto, atilado, inventa coisas do nada, dá um "jeitinho brasileiro" em tudo. Mas, será que é assim mesmo? Não serão apenas improvisações ligeiras para as emergências? Tomo por base uma parcela docente da nossa população, que não parece ser muito perspicaz e criativa.

Em uma enquete realizada com alunos (Madeira, 2010), duas questões relacionavam-se com o número de docentes da área da saúde interessados em produzir mudanças no seu ensino, com a introdução de práticas inovadoras e criativas. O resultado mostrou que apenas uma pequena minoria de professores demonstrou disposição de mudança, pela renovação de suas práticas em aula, que comprovaram claramente seu poder criativo, inovador e estrategista. Mas somente alguns poucos aceitam o desafio e saem do consagrado. A maioria prefere evitar aulas novas ou "diferentes" para não correr riscos de falhar. Esta é a razão que poucos deixam o convencional e ficam, confortavelmente, nas suas aulas tradicionais.

A própria sociedade contribui para isso, condenando o erro, a ousadia, a imaginação, a divergência das normas impostas, enfim, a tentativa de criar. Esses bloqueios sociais à autonomia e ao processo criativo continuam com a falácia que tudo tem de dar certo, de ser perfeito e útil, que se deve conter as emoções e nada de imaginar muito (sonhar acordado). Quando se age criativamente, o importante é concretizar o que se pensa, independentemente da preocupação de não errar ou parecer ridículo. Ser criativo ultrapassa essas barreiras de conduta que inibem o ser. O indivíduo criativo gosta acima de tudo de correr riscos. Ser criativo é ser curioso, inquieto e questionador (Kauark e Muniz, 2008). Em meio a isso tudo, a criatividade e a inovação são típicas de professores apaixonados pela educação, que têm um "romance" com ela.

Se não inova não avança. Se não adota metodologias progressistas, compromete o ensino do futuro. Como vimos, há metodologias à disposição e há novos procedimentos de ensino (técnicas, estratégias, atividades, métodos) para promover a aprendizagem. Mas é preciso conhecê-los bem.

Meus comentários não têm como alvo a crítica, mesmo porque minha própria experiência com metodologias progressistas é pequena. Tirantes algumas inovações que procuro introduzir no meu ensino, de quando em vez, de significativo mesmo é minha adesão a uma forma de "construção do conhecimento" pela pesquisa, traduzida em minhas aulas laboratoriais de dissecção anatômica. Por muitos anos, meus alunos dissecaram cadáveres em aula, ou seja, praticavam o descobrimento metódico das formações anatômicas dispostas em estratos sob a pele e acompanhavam o trabalho com atlas fotográficos. Muitas vezes encontravam no lugar de disposições típicas, que figuravam nos atlas, formações anatômicas atípicas, que são as variações e as anomalias. Em vez de estudar o que estava pronto nos livros, nas peças preparadas de antemão pelos técnicos de laboratório ou nas aulas com descrições e projeções de figuras, estudavam aquilo que eles mesmos descobriam e preparavam e que nem sempre coincidiam com o "normal".

Na área da saúde de um modo geral, o aspecto psicomotor, que é o aprendizado na prática das disciplinas profissionalizantes, oferece ao aluno a mesma possibilidade de participação direta. Não de ação pura de quem está recebendo instrução e reproduzindo o que lhe é mostrado, mas de ação com reflexão para saber fazer com fundamentação e certeza.

Para concluir

"O que se requer da escola é que o aluno seja capaz de continuar a aprender indefinidamente por conta própria, aprenda a aprender, a pensar, a resolver problemas, a ser crítico, criativo, flexível, a ser autônomo" (Burke, 2009). Pois bem, o que se requer do professor é a mesma coisa.

Apesar de o que existe mesmo de mais ordinário é a rotina do ensino tradicional, o ensino inovador, dinâmico, significativo, condizente com o novo tempo, caracterizado pela modernidade e progresso, já é aplicado isoladamente em alguns cursos ou faculdades. Mas sua larga disseminação não está próxima.

De qualquer forma, as mudanças ocorrerão lentamente, de maneira crescente, e persistirão.

Termino com uma propositura. Bom seria se as universidades ajudassem no desenvolvimento de programas de escolas de ensino médio, para preparar melhor o aluno desde baixo. Como não poderiam ajudar a todas, seria o caso de optar por um ensino de elite, selecionando as mais adequadas, aquelas mais bem classificadas nos *rankings* com seus alunos que ralam e têm QI alto. Por que não? É uma seleção natural, como acontece em algumas faculdades de ponta, em alguns cursos de faculdades públicas, no ITA, por exemplo, onde só entra quem rala e tem QI. Seria uma "caça ao talento", ao indispensável ao progresso. Está errado formar uma parcela excelente, que constituiria a minoria que iria garantir o futuro do país? "O que interessa para a sociedade não é a salvação dos medíocres, para que todos também o sejam, mas a emergência da excelência" (Demo, 2007).

Referências bibliográficas

Andrade RC. Interdisciplinaridade: um novo paradigma curricular. In Goulart IB. A educação na perspectiva construtivista: reflexões de uma equipe interdisciplinar. Petrópolis: Vozes; 1998.

Burke TJ. Por uma revolução de qualidade no ensino: invertendo o paradigma. Petrópolis: Vozes; 2009.

Castanho ME. Pesquisa em pedagogia universitária. In Cunha MI (org.). Reflexões e práticas em pedagogia universitária. Campinas: Papirus; 2007.

Demo P. Educar pela pesquisa. 8ª ed. Campinas: Autores Associados; 2007.

Franco MAS. Didática e Pedagogia: da teoria de ensino à teoria da formação. In Franco MAS e Pimenta SG (orgs.). Didática: embates contemporâneos. São Paulo: Loyola; 2010.

Kauark F, Muniz I. Motivação no ensino e na aprendizagem: competências e criatividade na prática pedagógica. Rio de Janeiro: Wak Editora; 2008.

Madeira MC. Sou professor universitário; e agora? 2ª ed. São Paulo: Sarvier; 2010.

Pimenta SG, Anastasiou LGC. Docência no ensino superior. 2ª ed. São Paulo: Cortez; 2005.

29. O ensino do futuro: mais problemas impeditivos

O capítulo anterior mostrou que enquanto a didática não se desvincular de sua exclusiva dimensão tecnicista, da educação meramente instrumental, e não impregnar a prática pedagógica com alternativas mais significativas nós teremos dois pontos conflitantes: professores despreparados e alunos despreparados.

Para agravar o quadro das dificuldades, vejo três tipos de problemas presentes nos costumes brasileiros que impedirão para breve essa educação renovada e de alta qualidade que se deseja. Um deles, diretamente ligado ao contexto, é o da organização lacunosa dos cursos de formação docente. Os outros dois, problemas nacionais históricos, impõem pesada interferência na educação brasileira. São os problemas de base (infraestrura social e econômica) e os morais (corrupção dos costumes), cujas raízes estão bem espalhadas e bem arraigadas em nosso solo. Desenraizar problemas próprios de uma cultura combinados com outros tradicionalmente estabelecidos, para livrar a educação dessa influência nociva é uma empreitada gigantesca. Nem se pode calcular o tempo que demandaria!

Um rápido avanço da educação é dificultado por esses fatores impeditivos, que são a indigência cultural e a conduta ética, tratadas com certa insensibilidade pela sociedade. Muito possivelmente, não se afigura como inquietação na vida das pessoas.

Aparentemente, estes fatores atingiriam fortemente o ensino inicial sem alcançar o ensino superior. Não é a minha opinião, pois tenho a noção de estarmos, todos nós, no mesmo cipoal que, se envolve mais o ensino fundamental e médio, dificultando sua evolução, replica no ensino superior. A universidade não é imune a essas interferências da incultura e da penúria que abrangem o grosso da população.

Resumo da ópera: O país precisa corrigir o que está desnivelado para que o brasileiro de segunda classe ombreie com o da primeira classe atual. Quanto aos professores, têm eles a obrigação de trabalhar o coração dos estudantes, problematizando pressupostos éticos, seja nas aulas, seja fora delas.

Problemas de base

São fartos. Mas, vou ficar apenas com três exemplos.

1º) As favelas do Rio de Janeiro não têm esgoto, mas a maioria dos moradores tem TV Led. Uma das favelas, com 80.000 habitantes, conta com apenas duas escolas.

2º) Os adultos, notadamente os de bairros populares, exigem, cada vez mais, filmes estrangeiros dublados nos cinemas, pela dificuldade que encontram em interpretar o que está escrito ou até mesmo de ler os letreiros.

3º) Deu no jornal de 19/02/2011 que 208.000 (16,8%) dos professores da rede pública (do 6º ano do fundamental ao 3º do médio) não têm diploma de curso superior. Esses ilegais variam de 2,25% em São Paulo a 50,8% na Bahia. Simplesmente demiti-los criaria enorme comoção social porque milhões de alunos ficariam sem aula!

Depreende-se daí que há muito que fazer. Na Educação também há tanto a fazer que a súbita implantação de um ensino de ponta é temerária. Falta suplantar problemas de base. E falta capital intelectual e cultural, se bem que não sei mais que capital é esse, depois da posse do Tiririca como membro da Comissão de Educação da Câmara dos Deputados, desde 01/03/2011!

Mesmo assim, dentro do caos, temos ilhas de esperança nas quais desponta uma educação superior de elevado nível. É como na saúde, com sua desordem generalizada, mas com alguns hospitais e corpo médico de excelência. São as exceções que beneficiam poucos privilegiados, que formarão um restrito clube; mas é desse clube que sairá a elite pensante dos profissionais que irão garantir o melhor.

A relação que estou tentando fazer é a que, numa população carente em todos os sentidos, a emergência de sábios é improvável. Da escassa parcela que recebe alta educação é que surgem distinguidos pensadores, especialistas universitários conhecidos no exterior, expoentes da área cultural, cientistas de repercussão internacional, enfim, profissionais de ponta.

Para melhor compreensão dessa discrepância, reduzo o macro da população até o micro do núcleo familiar. Em uma família muito pobre e ignorante, é muito, muito raro que dali surjam grandes expoentes da ciência, da cultura e da educação.

As poucas exceções surpreendem, assustam e, pela curiosidade, são decantadas em prosa e verso. Se dali saírem alguns conhecidos e até famosos, possivelmente serão um habilidoso pagodeiro ou um talentoso futebolista. Daí não passa. Mas não um festejado cientista ou um campeão em erudição.

Dentro deste percurso reflexivo, se em um pequeno grupo totalmente desprovido de educação, a revelação de importantes sábios é improvável, também no grande grupo (a população do país), ainda que não totalmente desprovido de educação, o surgimento de grandes nomes nacionais não é totalmente improvável, mas também não é uma constante.

Essas disparidades precisam ser atenuadas. É preciso diminuir a desigualdade, mas isso começa pela educação.

Espera-se para o futuro um esforço concentrado na oferta de ensino inicial de boa qualidade para todos. Assim, o começo é por baixo, na base. Depois, fica mais fácil consertar em cima.

Enquanto não se conserta embaixo e o desnivelamento continua existindo, dentro dessa sociedade influenciada por esses valores, os mais esclarecidos acabam sendo atingidos... e influenciados.

Problemas morais

No início do século passado, Rui Barbosa denunciava, reiteradamente, o comprometimento da educação pela imoralidade que então reinava na área administrativa do ensino superior. Eram comuns provas de seleção suspeitas e as más nomeações dos professores apaniguados e outros favorecimentos.

Até hoje, práticas imorais continuam a reinar no meio acadêmico, principalmente em relação à seleção de professores, aos concursos de promoção docente e à burla do tempo integral. Pressupostos amorais, como privilégios e corporativismo, continuam grassando. Esses indivíduos mau-caráter, que aderem à imoralidade das provas de seleção falsificadas, não têm idoneidade ou aptidão ética para educar.

Portanto, em benefício da evolução do ensino, também é imperativo restaurar a moralidade ou pelo menos enfraquecer as práticas imorais correntes, tais como concursos fajutos, protegidos, esperando (e conseguindo) benesses, burla da dedicação exclusiva etc.

Isto me leva a propor para os cursos de formação de professores a opção pela imediata inclusão, em seu conteúdo programático, de temas voltados para a valorização da moral e o combate às práticas ilícitas. É a resolução de proporcionar ao futuro professor formação equilibrada e integral, qual seja metodológica e moral. Técnica e moralidade são análogas às duas asas da ave que, sem uma delas não voa.

O problema da formação do professor

Acaba de ser dito que pressupostos morais devem ser debatidos nos cursos de formação de professor, sejam eles as licenciaturas oficiais, sejam cursos paralelos ou extraoficiais, e os de pós-graduação.

Do ponto de vista pedagógico, será preciso que o professor, nas próprias palavras de Demo (2007), tenha uma formação esmerada, em que é "desafiado a construir elaboração própria, exercer produtividade constante, buscar atualização infinita, aprender a aprender, saber pensar".

Imbernón (2009), em sua perspectiva de futuro, traça o perfil do mestre a ser preparado: "Trata-se de formar um professor como um profissional prático-

-reflexivo que se defronta com situações de incerteza, contextualizadas e únicas, que recorre à investigação como uma forma de decidir e de intervir praticamente em tais situações, que faz emergir novos discursos teóricos e concepções alternativas de formação".

Conclusão: o futuro está aí. Os programas de formação de professores devem começar a se adaptar à nova realidade. Os professores, de quem se espera muito, devem receber formação adequada a partir de agora, estar abertos a novas metodologias e adaptar-se a um novo perfil. É grande a responsabilidade de educar os futuros educadores. De acordo com a realidade nacional, não precisa ser de uma hora para outra. É preferível ter muitas escolas com razoáveis e bons professores e boas metodologias de ensino do que ter somente uma ou outra escola de ponta, como as melhores do mundo.

Tal como é preferível possuir uma rede ferroviária de razoável a boa do que uma de péssima qualidade, mas que tem (em projeto) um único campeão em tecnologia, o "trem-bala", para atender a uns poucos privilegiados.

Superando problemas

Como vimos no início, em uma sociedade viciada e corrompida, é muito grande a parte da população sem educação e cultura e a universidade não é uma ilha inatingível por esses "valores" nacionais.

Especificamente, não será ela também vulnerável aos problemas educacionais que pululam no ensino inicial? De onde virá a experiência de aprendizagem dessa forma?

Contudo, hoje já temos ensino de qualidade em algumas universidades (ou em alguns cursos ou, até mesmo, em algumas disciplinas, apenas). Pontualmente e não generalizadamente. A generalização vai demorar, mas já é um começo. Já temos muitas teorias que propiciaram planejamento, mas a prática não será uma breve realidade.

Parece que essa realidade está nas mãos do professor, que tem de ter pensamento e vida próprios e ir à procura do saber e da mudança. Quanto às escolas, precisam ter "uma ambição estratégica por oposição a uma escola que não tem visão e não sabe olhar-se no futuro" (Alarcão, 2010).

Digamos que os problemas de base e os morais sejam duramente combatidos em futuro próximo, a ponto de convivermos apenas com problemas metodológicos da educação. Digamos que os verdadeiros valores sejam incorporados na conduta das pessoas pela educação/conscientização e que a valorização da moral e o combate às práticas fraudulentas aconteçam nas escolas superiores. Aí sim, livres dessas barreiras, fica mais fácil pensar em meios que favoreçam um ensino mais adiantado. O ensino do futuro, que acompanhe outros avanços do País no campo da tecnologia, da economia, combate à pobreza etc.

Referências bibliográficas

Alarcão I. Professores reflexivos em uma escola reflexiva. 7ª ed. São Paulo: Cortez; 2010.

Demo P. Educar pela pesquisa. 8ª ed. Campinas: Autores Associados; 2007.

Imbernón F. Formação docente e profissional. 7ª ed. São Paulo: Cortez; 2009.